GIACOMO BRUNO

DIETA 5-SENSI

Dimagrire e Controllare il Tuo Peso
con le Regole dei Magri Naturali

Titolo

"DIETA 5-SENSI"

Autore

Giacomo Bruno

Editore

Bruno Editore

Sito internet

http://www.brunoeditore.it

Sommario

INTRODUZIONE

Quante volte hai provato a metterti a dieta? Quanti tipi di dieta diversi hai sperimentato? Quanti sacrifici hai fatto? Troppi.

In questa guida sulla dieta e il controllo del peso ti spiegherò perché le statistiche dicono che il 90% delle persone non riesce a seguire con costanza una dieta. E perché si riesce a dimagrire nelle prime 2/3 settimane e poi si ingrassa nuovamente sino a tornare al peso di partenza, se non addirittura a superarlo. Capiremo perché alcune diete non funzionano e cosa c'è di sbagliato in esse.

Ti renderai conto che a giocare a tuo sfavore è spesso un atteggiamento mentale che ti porta ad associare dolore, fatica e sacrificio alla dieta. Capirai in che modo la Programmazione Neuro-Linguistica (PNL), la neuro-scienza che studia ciò che funziona ed eccelle, ha modellato le migliori strategie dai "magri naturali", ovvero coloro che sono magri per natura e riescono a restare tali senza seguire una specifica dieta. Da questo studio di modellamento sui magri naturali, la PNL ha tratto delle tecniche chiare e semplici che ho codificato nel metodo *"Dieta 5-Sensi"*, che ti permette di mangiare ciò che vuoi e quando vuoi senza danni per la tua linea.

Ti dimostrerò che questo è possibile e che mettersi a dieta non necessariamente significa sacrificio e imposizioni. Scoprirai che è molto importante sapersi fermare al momento giusto, e saper gustare ogni boccone in maniera lenta e tranquilla per goderti il momento del pasto.

Perché a tutti noi piace mangiare e vogliamo continuare a farlo divertendoci, stando bene e tenendo sotto controllo il nostro peso per rimanere in buona salute.

Questa guida è ricca non solo di teorie ma anche di utilissimi esercizi, quindi ti consiglio di seguirla con la massima attenzione e di rileggerla più volte per focalizzare al meglio le regole del metodo *"Dieta 5-Sensi"*.

Buona lettura,

Giacomo Bruno

GIORNO 1: CONTROLLO DEL PESO

Perché è così importante imparare a controllare il proprio peso? Chissà quante volte, nella tua vita, hai provato a metterti a dieta! Se hai acquistato questa guida, un motivo ci sarà. Probabilmente non hai raggiunto risultati soddisfacenti, o, forse, sei un medico e vuoi ottenere una preparazione completa anche sotto questo aspetto per supportare al meglio i tuoi pazienti.

Una statistica, assai preoccupante, prova che, in Italia, il 90% delle persone che intraprende una dieta, fallisce. Il 90%! Questo indipendentemente dalla dieta che si è deciso di intraprendere, sia che si cerchi semplicemente di controllare le calorie, sia che ci si basi sull'andamento dell'indice glicemico, sia che si segua la dieta a zona e così via. Quale che sia la dieta, o il programma nutrizionale che si segue, il dato che emerge è che il 90% delle persone non riesce a seguirli con costanza.

SEGRETO n. 1: il 90% delle persone che seguono una dieta fallisce senza ottenere alcun risultato di dimagrimento.

Perché? Evidentemente, c'è qualcosa che manca, che viene trascurato e io credo sia la *componente mentale*. È come smettere di fumare. Sì, è possibile acquisire tecniche e strumenti adeguati a raggiungere lo scopo che ti prefiggi, ma se poi i tuoi comportamenti, ovvero tutto ciò che fai nell'arco della giornata, non sono coerenti con la tua identità e le tue convinzioni, prima o poi ricadrai nei tuoi errori. Se vuoi smettere di fumare e, per determinarti a farlo, butti il pacchetto di sigarette, non hai certo risolto il problema. Voglio dire che se dentro di te sei comunque convinto di essere un fumatore, una persona a cui piacciono le sigarette, in qualche modo ricomincerai a fumare.

Lo stesso si può dire per la dieta. Cosa facciamo normalmente? Ci imponiamo di non mangiare qualcosa, ad esempio i dolci, decidiamo di mangiare 80 grammi di pasta invece che 120 o di non mangiare il gelato. Come vivi la dieta se fai tutto questo? Imporsi qualcosa è positivo o negativo? Te lo dico io, è molto negativo, è una schiavitù.

L'ideale sarebbe adottare un programma alimentare sano che, quindi, tendenzialmente, ti faccia stare bene, ma che possa personalizzare adattandolo a te. Da questa idea nasce il metodo *"Dieta 5-Sensi"*. Un medico, ad esempio, è molto abile nel capire quali siano le specifiche esigenze dietetiche di un paziente, ma il problema è che quest'ultimo, nell'applicare la dieta, potrebbe sentirsene schiavo, e viverla come un'imposizione che arriva dall'esterno.

Il motivo per cui il 90% delle persone fallisce è proprio questo. La dieta, infatti, viene vissuta come un'imposizione che giunge dall'esterno e non come una scelta consapevole e interiore. La Programmazione Neuro-Linguistica dice che se, nell'iniziare una dieta, non ti senti motivato, la intraprenderai in assenza della componente psicologica che, invece, ti è essenziale per una buona riuscita. Se fai qualcosa che non condividi totalmente, che non sei motivato fino in fondo a fare, a ciò assocerai dolore e sacrificio, e, quindi, non potrà funzionare a lungo.

SEGRETO n. 2: nessuna dieta funziona a lungo se viene vissuta come sacrificio o come imposizione esterna.

Infatti, qualsiasi dieta si intraprenda, per le prime tre settimane si dimagrisce, poi che succede? Che non si riesce a mantenere la forma raggiunta e, nel 90% dei casi, si riprendono tutti i chili inizialmente persi, più qualcun altro.

Perché succede questo? Perché si era arrivati a un certo punto in cui ci si è detti: "Basta, devo mettermi a dieta!". La bilancia ci dice che il peso è troppo elevato, vediamo alcuni rotolini di troppo, le cosce troppo tornite e scatta una leva motivazionale che ci fa dire: "Non posso pesare 60 chili se il mio peso forma è 50".

Quindi ci si mette a dieta, ci si impongono delle rinunce, ci si fa aiutare dal medico, ci si fa prescrivere un programma alimentare, lo si segue, si dimagrisce, si arriva al peso forma e poi si dice: "Ah, ho finito, ce l'ho fatta e quindi posso sgarrare un pochino. Finalmente mi merito un premio!", che va anche bene. Solo che poi sgarri una volta, sgarri due volte e, alla fine, riprendi tutto il peso inizialmente perso.

Questo accade perché, ovviamente, non hai più la forte leva motivazionale che ti ha convinto a metterti a dieta. Quindi riprendi tutti i chili e, tornato al punto di partenza, dici: "Va be', ci ho già provato, non ha funzionato". A questo punto sei demotivato, ma non hai ancora toccato il fondo. Perché questo avvenga e tu dica di nuovo basta, devi prendere un chilo o due in più rispetto al peso di partenza, arrivi a pesare 62 chili e ti dici: "Stavolta mi metto a dieta sul serio e dimagrisco definitivamente" e ricomincia il ciclo.

SEGRETO n. 3: i cicli di dieta non funzionano perché non rispecchiano il modo naturale di funzionare del corpo umano.

Dunque succede che associamo dolore alla dieta. Perché è un'imposizione, qualcosa che ci giunge dall'esterno, non ci piace, nessuno vuole stare a dieta. Tutti vogliamo dimagrire, tutti vorremmo avere un controllo sul nostro peso, ma nessuno si vuole mettere a dieta, a nessuno piace la dieta. È ovvio, ci hanno insegnato che la dieta è qualcosa che costa sacrificio e la maggior parte delle volte non funziona!

Anthony Robbins, che è un grande guru motivazionale, tiene corsi a ognuno dei quali assistono, in media, diecimila persone e nei quali insegna a motivarsi, a cambiare le proprie convinzioni, a lavorare in profondità sulla propria *identità* oltre che sui propri comportamenti. Dice una cosa molto facile a capirsi ma poi, magari, più difficile a mettersi in pratica. Esistono solamente due *leve motivazionali* e si chiamano **piacere** e **dolore**. In genere l'essere umano vuole raggiungere il piacere e scappare dal dolore. Ci piacciono le cose che ci fanno bene e abbiamo paura di quelle che ci fanno male. Questo meccanismo funziona anche nella dieta e, purtroppo, ci fa ingrassare perché mangiare ci fa piacere e non mangiare ci dà sofferenza.

SEGRETO n. 4: le diete classiche non funzionano perché agiscono in modo esattamente contrario rispetto alle due leve motivazionali di ogni individuo, il piacere e il dolore.

A te piace mangiare, quindi associ piacere al mangiare e dolore alla dieta e ai sacrifici che essa impone e, come risultato, ingrassi. Pensa, ad esempio, a questa situazione: hai fame ma non puoi mangiare perché il dietologo ti ha imposto il limite delle 1.000 calorie giornaliere. Magari adori il gelato e la cioccolata e quando hai provato a metterti a dieta, perché eri ingrassato di qualche chilo, hai deciso di eliminare proprio ciò che ti piaceva di più. Quanto dura? Al massimo una settimana, perché non riesci a star troppo tempo lontano dalle tue tentazioni. Non è mancanza di forza di volontà, è questione di andare contro i meccanismi del proprio cervello e, per questo, non lo si può fare a lungo.

Il nodo della questione sta nel modificare l'associazione della dieta al dolore e al sacrificio. Ciò che dobbiamo capire è che la cultura ci ha fatto una sorta di lavaggio del cervello e crediamo che alla dieta dimagrante sia legato l'ottenimento del risultato. Magari, per le prime settimane, riusciamo a dimagrire, ma non riusciamo poi a mantenere il risultato nel tempo. Questo accade perché non abbiamo associato piacere alla dieta e, una volta raggiunto il peso voluto, non siamo motivati a mantenerlo. Nulla funziona se alla base vi è un'imposizione, così come punire non è il metodo migliore per educare.

Robbins dice: "Io posso anche punire un bambino o un dipendente ogni volta che sbaglia, però è ancora meglio se, invece di punirlo, lo premio quando fa le cose bene". Altrimenti si crea un clima di terrore che può anche funzionare, perché il bambino sarà apparentemente più obbediente e il dipendente si darà più da fare. Tuttavia, non appena giro le spalle, il bambino ne approfitterà per disobbedirmi e il dipendente mi manderà a quel paese, perché con entrambi non avrò creato un buon rapporto.

Quindi dobbiamo *associare piacere al controllo del peso*. In questo senso il medico è importantissimo, è un alleato. Il dietologo è una persona che ti aiuta. Anche se resta comunque importantissima la componente psicologica del paziente. È scientificamente provato che credere nella terapia che si è intrapresa, ne aiuta l'efficacia. Una persona depressa, infatti, ha un sistema immunitario più debole, non è la PNL ad affermarlo, ma la scienza medica.

Il numero uno della Programmazione Neuro-Linguistica nel campo del controllo del peso è un londinese di nome Paul McKenna. È uno dei maggiori esponenti della PNL assieme ai due fondatori, Richard Bandler e John Grinder. Paul McKenna che, assieme a Richard Bandler, tiene a Londra dei corsi per diventare trainer di Programmazione Neuro-Linguistica, è famoso soprattutto nella sua città, Londra, tanto da condurre spettacoli televisivi.

A uno dei corsi di Bandler e McKenna è andato, tempo fa, un mio amico che, non appena sono apparsi sul palco, ha detto: "Oddio è arrivato, è arrivato, finalmente, è il mio mito, ho letto tutti i suoi libri", e un'altra persona di Londra ha risposto: "Sì, è vero, è arrivato, è arrivato, è Paul McKenna!" e il mio amico: "Chi? Vuoi dire Richard Bandler", e l'inglese: "E chi è Richard Bandler? No, Paul McKenna!". Discutevano su chi fosse più famoso. McKenna a Londra è un mito e, di fatto, è il numero uno nel settore della dieta e del controllo del peso, argomento sul quale ha scritto libri e prodotto audiocorsi. Utilizza molto l'*ipnosi* per creare delle associazioni interne su come riprogrammare la mente e allineare i nostri comportamenti ai nostri valori.

Le sue strategie sono molto utili ed efficaci e il suo metodo per controllare il peso è di una semplicità estrema. Puoi approfondirlo leggendo il suo libro "Posso farti dimagrire" (ed. Tea). Io l'ho provato e qual è il risultato? Che dimagrisci, riesci a controllare il tuo peso e lo fai mangiando ciò che vuoi, ogni volta che vuoi. È una bella promessa, ti pare? È interessante, tanto è vero che continuo a mangiare il mio gelato ogni volta che voglio. Personalmente ho imparato molto dalle sue tecniche di dimagrimento, tanto è vero che ho integrato anche alcune delle sue strategie, quelle a mio giudizio più efficaci, nel mio metodo "*Dieta 5-Sensi*".

SEGRETO n. 5: il numero uno al mondo della PNL applicata alla dieta è Paul McKenna, e le sue strategie per il controllo del peso sono molto efficaci.

Intanto vediamo quali sono i pilastri di cui intendo parlarti. Parleremo delle diete più famose, del funzionamento del nostro corpo e del nostro metabolismo, tratteremo anche il discorso delle calorie.

È importante capire quale sia la propria situazione attuale, il proprio stato mentale e come funzioni il nostro corpo. Ti darò degli accenni, cercherò di essere il più semplice possibile, perché se non sei un medico, probabilmente non ti interessa andare più di tanto nello specifico.

Poi vedremo il metodo *"Dieta 5-Sensi"* e tutti gli strumenti offerti dalla PNL per controllare il peso. Se sei abituato alle diete tradizionali basate sul sacrificio, ti sembrerà così facile da non crederci, finché non lo metterai in pratica. Il concetto di base della PNL, infatti, è quello di fare pratica. Non dare retta a me perché te lo dico io, né perché l'ho studiato direttamente con i più grandi trainer mondiali di PNL; bensì dai retta solo a te stesso.

Finita di leggere la guida ti invito a provare ciò che ti dirò, perché penso che avrai trovato un metodo che ti permette di dimagrire e controllare il peso in maniera facile. Limitati a provare, non fidarti ciecamente di ciò che dico, provalo su te stesso e trova il tuo metodo, perché poi c'è sempre spazio per personalizzare, per trovare il tuo stile, per capire come farlo funzionare al meglio.

Più avanti parleremo di allineamento, ovvero della coerenza tra comportamenti e identità. Non posso lavorare solo sul comportamento, su un'abitudine se prima non ho mutato il mio atteggiamento mentale. Seppure mangio di meno e faccio più movimento, non funzionerà se continuo a pensare di essere un grande mangiatore uno che non tiene alla propria salute e alla propria forma fisica.

Ho un amico parecchio in sovrappeso che dice: "Io sono uno a cui piace mangiare bene". Ci sono almeno due errori in questa affermazione, il primo è che dicendo di essere uno a cui piace mangiare rischia di star solo giustificando il proprio essere in sovrappeso. Infatti essendo uno a cui piace mangiare, si getterà sul cibo ogni volta che gli si presenterà l'occasione di farlo, e mangerà tutto sino all'ultima briciola.

Il secondo errore che fa il mio amico è pensare che amare il cibo sia in contraddizione con il voler controllare il proprio peso. Sarebbe come dire che per essere magri occorre mangiare male. Al contrario, pur essendo magro e in ottima forma, io amo il cibo e voglio mangiare bene.

SEGRETO n. 6: è possibile essere magri e, al tempo stesso, mangiare bene e a sazietà.

Al ristorante, normalmente, preferisco ordinare qualcosa di particolare. Ma se poi, mangiando, mi accorgo che il cibo non mi piace, lo lascio. Seppure il cameriere mi chiede: "Eh, che fai, non ti è piaciuto?", dico con molta sincerità: "No, non mi è piaciuto". Ho visto persone mangiare avidamente anche un cibo che non gradivano per la vergogna di dire che non gli era piaciuto o per il dispiacere di lasciare qualcosa nel piatto.

Come vedi, c'è un'incoerenza. Se non si lavora prioritariamente sull'identità, sul chi si è, sulla propria forza interiore, la propria stima e così via, si rischia di mangiare cose che non ci piacciono e di avere convinzioni sbagliate che ci portano in una direzione opposta rispetto al nostro obiettivo. Questo è il segreto per essere allineati, coerenti, congruenti al 100% e per raggiungere i nostri obiettivi.

Ora, prima di andare avanti facciamo un piccolo **esercizio**. Scrivi tutto ciò che hai fatto sino ad oggi nel settore dieta. Le diete che hai provato e cosa non ha funzionato. Ad esempio: "Ho provato per un anno la dieta a zona e non ha funzionato perché, essendo molto faticosa, non riuscivo a seguirla. Mancavo agli appuntamenti e dovevo calcolare ogni volta quanto mangiare di quello o quell'altro cibo".

Oppure: "Ho provato la dieta che mi ha prescritto il medico, l'ho seguita per tre settimane, poi mi sono accorto che era, per me, un sacrificio troppo grosso, non ce l'ho fatta più e, per questo, non ha funzionato". Scrivi qual è la tua condizione attuale, cioè tutto quello che hai fatto fino ad oggi per dimagrire e che non ha funzionato.

COSA HAI FATTO FINORA PER IL TUO PESO?

RIEPILOGO DEL GIORNO 1:

- SEGRETO n. 1: il 90% delle persone che seguono una dieta fallisce senza ottenere alcun risultato di dimagrimento.

- SEGRETO n. 2: nessuna dieta funziona a lungo se viene vissuta come sacrificio o come imposizione esterna.

- SEGRETO n. 3: i cicli di dieta non funzionano perché non rispecchiano il modo naturale di funzionare del corpo umano.

- SEGRETO n. 4: le diete classiche non funzionano perché agiscono in modo esattamente contrario rispetto alle due leve motivazionali di ogni individuo, il piacere e il dolore.

- SEGRETO n. 5: il numero uno al mondo della PNL applicata alla dieta è Paul McKenna e le sue strategie per il controllo del peso sono molto efficaci.

- SEGRETO n. 6: è possibile essere magri e al tempo stesso mangiare bene e a sazietà.

GIORNO 2: DIETE TRADIZIONALI

Parliamo di diete. Alcune di esse vanno più di moda di altre. Poi, d'estate, le trovi su tutte le riviste: "Come perdere un chilo a settimana", "come perdere sette chili in sette giorni", e così via.

Il metodo *"Dieta 5-Sensi"* non è drastico, si basa su un controllo sano del peso, e non ti farà perdere dieci chili in un mese. Primo perché potrebbe anche essere pericoloso per la tua salute, infatti perdere così tanto peso in così poco tempo può essere nocivo. Secondo, se esistessero strategie in grado di farti perdere dieci o più chili in un mese e tu volessi utilizzarle, ti consiglierei di metterti sotto stretto controllo medico. Per creare una dieta personalizzata, infatti, è necessario possedere una laurea in medicina con specializzazione in dietologia. Il medico che ti segue ti fa fare delle analisi e controlla i tuoi valori.

Il metodo che ti proporrò è composto di regole che ti permetteranno di stare in salute per il resto della tua vita. Regole semplicissime che ti permetteranno di raggiungere il tuo peso forma e mantenerlo nell'arco dei mesi e degli anni.

SEGRETO n. 7: il metodo *"Dieta 5-Sensi"* ti conduce al peso forma se seguito con costanza, procedendo un passo alla volta, senza sacrifici, con un'alimentazione sana e a tua discrezione.

Ciò non toglie che può essere importante farsi seguire da un medico, fare delle analisi, capire a che punto si è arrivati e dove si può arrivare. Ciò che ti consiglio è di scegliere un medico che si renda conto dell'importanza del tuo approccio mentale. È importante che sia dalla tua parte.

Per farti capire l'importanza di questo punto, prova a pensare a quanti insegnanti possono trasmettere una convinzione negativa ad un alunno semplicemente dicendogli: "Tu non sei portato per la matematica". Il bambino a quel punto è rovinato, pensa di non essere capace e non si impegnerà più in quella materia.

Allo stesso modo un medico non preparato, come professionista o come essere umano, può trasmetterti delle convinzioni errate. Se le sue convinzioni sono negative o incoerenti, può compromettere la tua vita con una parola sbagliata. In Programmazione Neuro-Linguistica diamo molta importanza al linguaggio. La linguistica, le parole che usiamo, sono importanti e influenzano lo stato d'animo di chi riceve il messaggio che si sta trasmettendo. Quindi hai bisogno di un medico preparato, aggiornato alle ultime scoperte nel campo della psicologia e della comunicazione medico-paziente. L'approccio mentale è importantissimo.

Molto persone hanno in mano le diete giuste, magari hanno provato la dieta basata sul conteggio delle calorie o la dieta a zona che, ultimamente, va molto di moda. Tuttavia non riescono a ottenere risultati proprio per la mancanza di un'adeguata componente mentale o della giusta motivazione o, ancora, per la presenza di convinzioni e associazioni sbagliate.

Vuoi sapere qual è la dieta più diffusa al mondo?

La dieta yo-yo! Cosa fa uno yo-yo? Scende e sale, e il nostro corpo fa la stessa cosa. Con una dieta classica, dimagrisco, poi riprendo il peso, poi mi rimetto a dieta e dimagrisco di nuovo, poi riprendo il peso. Cioè la dieta funziona, ti fa perdere peso, il problema è, poi, mantenere quel peso senza sforzo. Infatti stare a dieta a vita e contare le calorie o seguire tutti gli schemi della zona ogni giorno comincia a diventare pesante.

SEGRETO n. 8: le diete tradizionali sono semplicemente impossibili da seguire per tutta la vita, quindi prima o poi si riacquista il peso superfluo.

Una soluzione può essere iniziare a seguire la dieta assieme ad un'altra persona, come la propria moglie o il proprio marito. Questo va bene finché si è a casa, magari nel week end, ma durante la settimana la situazione si complica. Spesso infatti si pranza velocemente con un panino o si cena fuori e, per questo motivo, diventa più difficile seguire la dieta prescritta. Questo è il motivo per cui il metodo *"Dieta 5-Sensi"* per il controllo del peso funziona così bene, puoi applicarlo in qualsiasi contesto.

Passiamo ad analizzare il funzionamento delle diete più famose. Come ti ho detto te ne parlerò per grandi linee, giusto per fornirti un'infarinatura di base.

La prima si basa sul conteggio delle **calorie**. Cos'è una caloria o, meglio una "chilocaloria"? È una forma di energia che si sviluppa nel nostro corpo ed è definita come la quantità di calore necessaria per far alzare di un grado centigrado un litro d'acqua distillata.

Che vuol dire in parole povere? Che il nostro corpo ha, normalmente, una temperatura che si aggira attorno a 36 gradi. Se fossimo in primavera, con una temperatura esterna sui 26 gradi, il nostro corpo, consumando calorie, dovrebbe scaldarsi di 10 gradi per passare dai 26 dell'ambiente esterno ai 36 necessari alla vita delle cellule. Quante calorie consuma ogni persona?

Pensiamo a un uomo che pesi 80 chili. Se il suo corpo fosse interamente composto di acqua (e non è così distante dalla realtà perché il corpo umano è composto per circa il 75 per cento d'acqua), quante calorie gli servirebbero per sopravvivere? 800.

Con 800 calorie riusciamo a salire di dieci gradi e ci portiamo dai 26 dell'ambiente esterno ai 36 che ci servono per vivere.

Una caloria fa alzare la temperatura interna di un grado per ciascun chilo del corpo. Per innalzarla di dieci gradi, quindi, mi servono dieci calorie per ogni chilo di peso del mio corpo. Nell'esempio di un corpo interamente composto d'acqua, quindi, dieci calorie per ogni litro d'acqua. Se peso 80 chili mi serviranno 800 calorie circa.

L'aumento della temperatura corporea dipende dal *metabolismo basale*. Il corpo umano ha un consumo di base di circa 800-1.000 calorie al giorno. Ciò vuol dire che anche dormendo consumiamo calorie. Il metabolismo basale, infatti, agisce indipendentemente dall'attività che facciamo.

Anche se nel momento in cui decidiamo di fare una dieta ci proponiamo di fare più sport o, comunque, maggiore attività fisica, come preferire le scale all'ascensore o fare una bella passeggiata, dobbiamo sapere che già esiste un consumo di base. Infatti grazie al metabolismo basale già fermi, immobili, seduti al computer o di notte mentre dormiamo, consumiamo un certo numero di calorie.

Il metabolismo basale è diverso a seconda dei parametri fisici di ognuno e delle attività che si praticano. Ad esempio, è tanto più alto quanto più si è sportivi. Quindi se fai attività fisica il metabolismo basale si alza. Quanto più sei giovane tanto più il metabolismo basale è alto. Si dice, infatti, che dopo i 30 anni il metabolismo basale scenda un po', ed è il motivo per cui l'uomo mette su un po' di pancia e la donna ingrassa un pochino.

Al di là di questo occorre capire quale sia l'approccio giusto rispetto al cibo. Se, attraverso il cibo, immetti troppe calorie nel tuo corpo cosa succede? Che ne consumi una parte grazie al metabolismo basale e per le altre attività, e le restanti finiscono in rotolini di grasso sulla tua pancia. Immagina di avere una caraffa che contiene un litro, se ci versi un litro e mezzo di acqua cosa succede? Che esce dall'orlo. Ciò che non può essere contenuto e che avanza si deposita dove capita. Nel caso degli uomini, appunto, sulla pancia, nel caso delle donne sui glutei, sulle cosce e in altre zone.

SEGRETO n. 9: la dieta basata sul conteggio delle calorie si impernia sulla differenza tra calorie ingerite e consumi di energia dati dal metabolismo basale e altre attività.

Quindi il ragionamento è giusto. Una dieta basata sul conteggio delle calorie ha un senso perché ti dice che se mangi troppe calorie ingrassi, non c'è niente da fare. Si dice che per mettere su un chilo di peso occorra assumere 7.000 calorie aggiuntive. Quindi se mangio 7.000 calorie in più di quanto necessito metto su un chilo. Perciò se mangio 230 calorie in più al giorno, dopo 30 giorni arrivo a circa 7.000 calorie aggiuntive e ingrasso di un chilo.

Se prendi un cibo qualsiasi, ad esempio la scatola dei crackers, vi trovi indicato il conteggio delle calorie. Per 100 grammi i crackers forniscono circa 300 calorie, quindi se mangi 100 grammi di crackers assumi 300 calorie. Per seguire la dieta basata sul conteggio delle calorie, perciò, puoi aiutarti con le indicazioni che trovi sulle confezioni dei cibi o, più semplicemente, puoi chiedere al tuo medico dietologo di pensare per te una dieta basata sul conteggio delle calorie. Prevedendo l'assunzione di cibi più o meno calorici, questa dieta sarà bilanciata in modo da saziarti con un minor numero di calorie, magari ti concederà minor quantità di pasta in favore di maggiori quantità di verdura.

Infatti mentre carboidrati e le proteine hanno 4 calorie per grammo, i grassi ne hanno 9 e l'alcol 7. Questo significa che dovrai mangiare una maggior quantità di cibi ricchi di proteine e carboidrati, piuttosto che di grassi; e bere poco vino, altrimenti ogni giorno ingerisci troppe calorie.

Ragionando per assurdo, se bevi un bicchiere d'olio, che è tutto grassi, raggiungi comunque il tuo fabbisogno giornaliero di calorie, ma non va bene perché non hai solo bisogno di raggiungere un certo quantitativo di calorie ma anche di fornire al tuo corpo tutti i nutrienti di cui necessita. In base a ciò che mangi, infatti, si scatenano diverse reazioni nel tuo corpo. Gli zuccheri hanno una funzione, le proteine un'altra, i grassi ancora un'altra. Quindi, il tuo dietologo, non avrà solo cura di non farti superare un certo numero di calorie al giorno, ma creerà un mix equilibrato di cibi sani che ti facciano star bene.

Infatti il più grande difetto della dieta basata sul conteggio delle calorie, pur se il ragionamento di base non fa una piega, è che esso non tiene conto di altri fattori come ad esempio quelli relativi all'indice glicemico o alla digestione. Per non parlare del lato mentale: vuoi passare tutta la vita a contare le calorie dei tuoi cibi o (peggio che mai!) a mangiare solo i cibi prescritti sulla tua dieta strettissima?

SEGRETO n. 10: la dieta basata sulle calorie è sensata ma non tiene conto dell'aspetto psicologico legato al dover mangiare in maniera fortemente limitata.

Un altro tipo di dieta è basata sull'**indice glicemico**, ed è simile alla **dieta a zona**. Certo le calorie sono importanti, però conta anche cosa mangi, il mix di alimenti che ingerisci. Perché, come ho detto, non puoi nutrirti di un solo alimento, moriresti. Hai bisogno di carboidrati, proteine e grassi oltre che, ovviamente, di liquidi in abbondanza. Ad esempio, cosa succede nel tuo corpo, a livello ormonale, se mangi troppi carboidrati? Il fisico reagisce producendo enzimi che aiutano a creare scorte di energia per quando ne avrà bisogno. Ovviamente il tuo corpo non sa che vivi in una società dove, bene o male, riesci a mangiare tre volte al giorno!

Quindi mangi, mangi, mangi e continui a mangiare per paura che domani non potrai farlo e metti via un po' di scorte. Ti comporti come il cammello che fa scorta d'acqua per poi poter vagare tranquillamente nel deserto per un bel po'. Quindi, quando mangi carboidrati, il tuo corpo ne utilizza una parte per creare energia, mentre conserva quelli di troppo. Per immagazzinare gli zuccheri in eccesso, il pancreas produce insulina. Solo che, continuando a mangiare regolarmente, non smaltiamo le scorte accumulate e ingrassiamo.

Quindi, quanti più zuccheri o, meglio, carboidrati consumi, più insulina si produce e più chili metti su. Questa è la regola di base. Per evitare che si attivi questo meccanismo, devi bilanciare meglio il mix di alimenti, in modo che i carboidrati non siano in eccesso rispetto al resto. In questo modo l'indice glicemico è equilibrato, ovvero in "zona".

Infatti la dieta a zona dice: "Devi consumare, ad ogni pasto, sia carboidrati, come la verdura e la pasta (possibilmente integrale), sia proteine, come la carne e il pesce". Quindi per ogni pasto occorre introdurre nel proprio organismo un mix bilanciato di nutrienti in modo che non ci siano carboidrati in eccesso e l'indice glicemico sia equilibrato.

Ti faccio un esempio più chiaro. Se bevi un litro di vino, magari a stomaco vuoto, ti ubriacherai. Se, però, assieme al litro di vino assumi anche due litri d'acqua, resterai più sobrio. Perché oltre al fatto che l'acqua neutralizza i gas alcolici nello stomaco, sarà anche minore la percentuale di alcool presente nel tuo sangue.

Per lo stesso principio, se mangi molti carboidrati ma li accompagni anche con un'insalata e un po' di carne, crei un mix che fa scendere la produzione di insulina e corrispondentemente il tuo indice glicemico, quindi non ingrassi.

SEGRETO n. 11: la dieta basata sull'indice glicemico richiede un equilibrio tra carboidrati, proteine e grassi tale

da non produrre eccessi di insulina, che è causa dell'ingrassare.

Cosa succede se ami molto mangiare e ogni volta che puoi ingerisci grandi quantità di cibo? Magari ti piacciono da morire la pasta e la pizza e, ogni volta che ti si presenta l'occasione, ti rimpinzi dell'una e dell'altra accompagnando il tutto con svariate merende nell'arco della giornata. Così facendo accumuli troppi carboidrati, il tuo corpo produce insulina in eccesso e inizi ad ingrassare.

Va bene sei lo fai una volta ogni tanto, però, se diventa un'abitudine, dopo qualche anno avrai affaticato il pancreas che potrà reagire in due modi diversi. Una prima possibilità è che si adegui al tuo modo sregolato di mangiare, iniziando a produrre grandi quantità di insulina e facendoti ingrassare moltissimo. A quel punto il tuo organismo produce più insulina del dovuto e, seppure tenti di metterti a dieta, non riesci a riparare ai danni. Ovviamente non è una situazione irrecuperabile, se abitui il tuo corpo a mangiare stabilmente di meno, pian piano riesci a ridurre la produzione di insulina. La seconda cosa che può succedere è che il meccanismo si inceppi e il pancreas smetta di produrre insulina. Che succede? Che viene il diabete. I diabetici, infatti, hanno il problema di doversi iniettare insulina perché il pancreas non la produce più.

Quindi, in generale, se sfruttiamo troppo un meccanismo, se esageriamo tanto e a lungo, il gioco si rompe, il nostro corpo smette di funzionare bene e ci fa ingrassare o ammalare.

Da questo punto di vista la dieta a zona sembra funzionare. Al tempo stesso è in enorme contrasto con la **dieta dissociata**, quella che ti dice: "Dissocia i carboidrati dalle proteine perché così sarai più leggero e digerirai più facilmente".

Anthony Robbins, ad esempio, è favorevole alla dieta dissociata, afferma infatti che alimenti diversi vengono digeriti in maniera differente. In particolare i carboidrati si digeriscono meglio in presenza di un ambiente alcalino dello stomaco, mentre le proteine richiedono un ambiente acido.

Quindi dal punto di vista dello stomaco, che succede se mischi carboidrati e proteine? Che digerisci male, poiché l'ambiente è giusto per l'uno e sbagliato per l'altro e le leggi chimiche dicono che due sostanze di segno opposto non possono agire contemporaneamente perché si neutralizzano a vicenda. Così finisce che entrambi transitano molto più lentamente dallo stomaco e si patisce una digestione molto più lunga.

SEGRETO n. 12: la dieta dissociata non mischia proteine e carboidrati per evitare problemi e rallentamenti nella digestione.

Qual è la teoria più giusta? Sarebbe bello saperlo! Non c'è teoria giusta o definitiva, così come occorre, in ogni caso, tenere in considerazione il conteggio delle calorie. Quindi tu puoi mangiare un mix di tutte e tre le sostanze, sia proteine che grassi che carboidrati, per riequilibrarti a livello ormonale, secondo la teoria dell'indice glicemico. Se però mangi troppo vai comunque oltre il quantitativo di calorie consumabili in giornata e ingrassi. Probabilmente, quindi, occorre trovare una via di mezzo fra tutte le regole che le varie diete impongono.

Il metodo *"Dieta 5-Sensi"* è la risposta giusta a questo caos, in quanto fa un passo in più rispetto a queste teorie ed esce fuori dagli schemi imposti da ognuna, fidandosi unicamente delle sensazioni del proprio corpo. La personalizzazione è importante, e infatti i medici e i dietologi più preparati studiano innanzitutto la persona che hanno di fronte, prima ancora di prescrivere qualsiasi dieta.

Ho un'amica che deve dimagrire, è in costante sovrappeso, ha provato da sola diverse diete e ha fallito, alla fine ha deciso di andare dal dietologo perché, pagandolo, si sente maggiormente motivata a seguire la dieta che le consiglia. Ti rendi conto di quanto sia importante la componente mentale in tutto questo? Ossia il dietologo le serve perché così, almeno, ha qualcuno cui dover render conto del proprio cammino, come il coach nella motivazione o nel raggiungimento degli obiettivi. Insomma, se io ho una persona cui dover render conto, mi impegno di più nel perseguire l'obiettivo. Siamo sempre sul problema di vedere la dieta come qualcosa di doloroso, di sacrificante, che fa male, un impegno, una sfida difficile.

C'è ancora un altro tipo di dieta secondo me molto simpatica e intelligente, è la **dieta hawaiana**, basata sul livello energetico del corpo. Consiglia di *testare* i cibi, perché ognuno di noi ha cibi che lo fanno star bene o male. Dice: "Tu mangia qualcosa, ad esempio una pizza, e valuta, dopo un'oretta, come ti senti a livello energetico.

Ti senti bene, in forma, in salute e leggero? Oppure ti senti stanco, pesante e poco lucido? Nel primo caso si tratta di un cibo che ti fa star meglio, quindi mangiane di più e più frequentemente. Altrimenti eliminalo o, se proprio non puoi farne a meno, riducine il consumo".

Fai dei test e ripetili. Se una pizza intera ti fa stare male e ti gonfia da morire, prova a mangiarne mezza e valuta l'effetto che ti fa. Cerca di capire se, nel tuo caso, è la pizza, come alimento, che non va bene o se è la quantità ad essere inadeguata al tuo fisico. Forse per chi ha uno stomaco piccolo una pizza intera è troppa, mezza pizza, però, va benissimo, soddisfa il gusto e la voglia di star bene mangiando.

SEGRETO n. 13: la dieta hawaiana si basa su test da effettuare sui cibi al fine di individuare quelli che energeticamente fanno bene e quelli che fanno meno bene al proprio organismo.

Quindi l'idea base di questa dieta, molto in stile PNL secondo me, è di testare. Prova e individua i cibi che ti fanno stare bene e quelli che, invece, è meglio escludere o mangiare in minor quantità. Si tratta di una tecnica molto pratica.

Per esempio io, grazie ad essa, ho scoperto due alimenti che mi fanno star particolarmente bene. Il primo è l'Actimel che prendo per merenda. Ho notato che, un'oretta dopo averlo mangiato, mi sento in gran forma pur se all'inizio non mi convinceva granché a causa del suo sapore. Come mai? Non lo so, non ne ho la più pallida idea, evidentemente ci sono degli enzimi, un qualcosa che fa bene al mio corpo. Non so se fa bene a tutti, se possa considerarsi un dato oggettivo. Io parlo della risposta del mio organismo a quell'alimento, posso portare la mia esperienza e dire che a me ha fatto questo effetto e potrebbe essere un buon cibo. Provalo, se fa bene anche a te, meglio, altrimenti prova qualcos'altro.

L'altro alimento che ho trovato positivo per me è il caffé. Fino a poco tempo fa non ne bevevo, però arrivavo alla sera stanchissimo nonostante il mio lavoro mi piaccia molto e sappia gestire bene i tempi e gli obiettivi. Ho scoperto che prendere un caffè dopo pranzo, mi fa sentire molto meglio e più energico per tutto il giorno.

È bene individuare gli alimenti che ci fanno star bene, tuttavia questi non devono divenire una droga, non si deve creare dipendenza verso un cibo piuttosto che un altro. Io so di sentirmi bene indipendentemente dal bere un Actimel o un caffé perché sono una persona in forma e perché seguo il metodo *"Dieta 5-Sensi"*. Se sono fuori e mi capita di non prenderli non succede assolutamente nulla, anche perché ci sono molti altri cibi che mi piacciono e mi fanno stare bene. È importante non creare dipendenza da un cibo perché la sua assunzione continuativa può fare male e si avrebbe l'effetto opposto a quello desiderato.

L'idea sottostante a questo tipo di dieta è di lavorare su se stessi per scoprire quali cibi ci fanno particolarmente bene o male. Io ho un amico che si sente male ogni volta che mangia la pizza, eppure continua a mangiarla, il che vuol dire che ignora i messaggi che gli invia il suo corpo. Occorre invece ascoltarli attentamente più che fissarci su una dieta imposta dall'esterno.

Se io non ascolto il mio corpo che dice: "Guarda che la pizza ti fa male o ne stai mangiando troppa", e lo ignoro tutte le volte che mangio la pizza, cioè due o tre volte a settimana, sto facendo un grave torto a me stesso, non a qualcun altro. Non sto facendo un dispetto al dietologo perché non seguo la sua dieta, ma a me stesso perché ne va della mia salute. Non posso stare male tutte le volte che vado in pizzeria, occorre invece prendere consapevolezza di quali cibi ci fanno stare meglio o peggio a livello energetico. Occorre provare, testare su noi stessi.

SEGRETO n. 14: ascoltare il tuo corpo è il segreto più importante per controllare il tuo peso e sentirti in forma.

Ascoltare il nostro corpo, rivolgere attenzione alla nostra voce interiore è forse l'argomento più importante della guida. Chi tra i miei allievi ha seguito il percorso per diventare formatore, ad esempio, sta facendo tutto un altro iter che va oltre il controllo del peso e che è basato su una crescita personale, sulla consapevolezza dei propri valori e dei propri obiettivi. Come faccio a raggiungere un obiettivo se non so perché lo perseguo, cosa voglio e cosa spero di ottenere? Spesso viviamo la vita a caso, non ascoltando noi stessi, le nostre esigenze e ciò che ci comunichiamo a livello fisico e mentale.

Quindi vi sono tanti tipi di diete, ognuna con il suo fondamento teorico e scientifico. Ognuna funziona, ognuna ci dà qualcosa, ognuna ci dice quanto e cosa dobbiamo mangiare, cosa ci fa meglio o peggio e quante calorie ingerire. Va tutto bene solo che, come lo yo-yo, dopo aver ottenuto i primi risultati, rischiamo di perderli se ci manca il sostegno della componente psicologica.

È vero che esiste una discrepanza temporale tra il momento in cui stai assaporando la pizza e il momento in cui il tuo corpo ti comunica di esser saturo e di sentirsi male. Però è anche vero che dopo una prima e una seconda volta che questo accade, bisognerebbe saper far tesoro della propria esperienza e non cadere più nell'errore. Quante volte ti devi sentire male prima di capire che devi eliminare un certo tipo di cibo o diminuirne la quantità?

RIEPILOGO DEL GIORNO 2:

- SEGRETO n. 7: il metodo *"Dieta 5-Sensi"* ti conduce al peso forma se seguito con costanza, procedendo un passo alla volta, senza sacrifici, con un'alimentazione sana e a tua discrezione.

- SEGRETO n. 8: la diete tradizionali sono semplicemente impossibili da seguire per tutta la vita, quindi prima o poi si riacquista il peso superfluo.

- SEGRETO n. 9: la dieta basata sul conteggio delle calorie si impernia sulla differenza tra calorie ingerite e consumi di energia dati dal metabolismo basale e altre attività.

- SEGRETO n. 10: la dieta basata sulle calorie è sensata ma non tiene conto dell'aspetto psicologico legato al dover mangiare in maniera fortemente limitata.

- SEGRETO n. 11: la dieta basata sull'indice glicemico richiede un equilibrio tra carboidrati, proteine e grassi tale da non avere eccessi di insulina, che è causa dell'ingrassare.

- SEGRETO n. 12: la dieta dissociata non mischia proteine e carboidrati per evitare problemi e rallentamenti nella digestione.

- SEGRETO n. 13: la dieta hawaiana si basa su test da effettuare sui cibi al fine di individuare quelli che energeticamente fanno bene e quelli che fanno meno bene al tuo organismo.

- SEGRETO n. 14: ascoltare il tuo corpo è il segreto più importante per controllare il tuo peso e sentirti in forma.

GIORNO 3: DIETA 5-SENSI

Il metodo *"Dieta 5-Sensi"* ha come obiettivo primario il controllo del peso, ovvero imparare a controllare e mantenere a lungo termine il proprio peso. È questo, in realtà, il problema principale e il motivo per il quale il 90% delle diete non funziona. Infatti chiunque può mettersi a dieta e dimagrire, gli costa sforzo e impegno, però, alla fine, ce la fa. Il problema vero però è controllare il peso a lungo termine.

Il risultato da raggiungere è quello di star bene mantenendo il peso forma e un certo grado di benessere per il resto della vita, non solo per un breve periodo. A questo scopo il metodo *"Dieta 5-Sensi"* ci indica cinque regole semplicissime. A questo punto qualcuno potrebbe dire che se il metodo è così facile da seguire non è possibile che sia anche in grado di funzionare ed è questa la classica convinzione limitante che può impedire di raggiungere il risultato desiderato. Posso anche seguire le regole, tentare di comportarmi esattamente come indica la dieta, ma se parto già convinto che non funzionerà è certo che non otterrò risultati.

SEGRETO n. 15: le tue convinzioni possono determinare il successo o il fallimento di qualsiasi dieta.

È lo stesso limite che incontra chi, seguendo un corso sulla ricchezza e la libertà finanziaria pensa che i ricchi siano persone furbe e che rubano, che per diventare ricchi ci voglia chissà quale abilità o, già in partenza, soldi propri da poter gestire. Convinzioni di questo tipo interrompono, distruggono la possibilità di raggiungere un obiettivo. Quindi sospendi qualsiasi giudizio sul metodo, tieni a mente le regole che sto per indicarti e semplicemente provale, già dal prossimo pasto, sono molto piacevoli. Ti renderai conto, in questo modo, di cosa per te funziona o meno.

Ho pensato al nome *"Dieta 5-Sensi"* perché questo è un metodo che si basa sui sensi del nostro corpo: vista, udito, tatto, gusto e olfatto. Se impari ad ascoltare le tue sensazioni non hai bisogno di altro per controllare il peso.

SEGRETO n. 16: il metodo *"Dieta 5-Sensi"* si basa sui 5 sensi del nostro corpo: vista, udito, tatto, gusto e olfatto.

Le regole del metodo sono facilmente comprensibili:

1) ASCOLTA il tuo corpo

2) IMMAGINA ciò che vuoi mangiare

3) ODORA il tuo cibo

4) GUSTA il tuo boccone

5) SENTI il tuo stomaco

REGOLA 1: ASCOLTA il tuo corpo

Ascoltare il tuo corpo è il segreto più importante. *Il tuo corpo è l'unico a sapere di cosa hai bisogno* e in che misura. Nessuna dieta e nessun libro può dirti cosa mangiare e cosa non mangiare. Se il tuo corpo ti dice che ha fame, c'è una sola cosa che devi fare: MANGIARE. Quindi se hai fame, semplicemente mangia.

SEGRETO n. 17: la regola 1 è "ASCOLTA il tuo corpo" e significa che devi mangiare tutte le volte che il corpo ti dice di avere fame.

Ti piace come regola? Tu penserai: "Wow, posso mangiare, allora non è un corso sulla dieta!". Sì, non è un corso sulla dieta. Abbiamo parlato delle diete più famose, abbiamo capito cosa di esse funziona e cosa no, ora devi imparare un metodo da poter seguire *per tutta la vita* per mantenere un peso giusto e rimanere in salute il più a lungo possibile.

Perché questo sia possibile devi seguire il metodo con piacere e non con sacrificio. Infatti, come ti ho spiegato all'inizio, se vuoi che qualcosa funzioni per tutta la vita, questa deve darti piacere, altrimenti tenderai naturalmente ad allontanartene.

Ascolta il tuo corpo e se hai fame mangia. Se ci pensi, dietro questa regola, c'è un'idea fondamentale, ovvero quella di dare retta ai propri **sensi**. Dobbiamo imparare a farlo poiché non siamo più abituati. Quante volte chi ti è vicino o la cultura ti hanno condizionato a fare l'esatto contrario? I genitori, da piccolo, ti hanno insegnato a fare esattamente l'opposto, dicendoti: "È ora di pranzo, mangia e finisci tutto quello che hai nel piatto. Non lasciare nulla perché nello Zimbabwe ci sono bambini che non hanno neanche di che sfamarsi".

Ora, però, sei adulto e la nuova regola è: "Ascolta il tuo corpo", ovvero, guardandola da un altro punto di vista, *mangia solo quando hai fame*. Il problema è che, invece, mangiamo in ogni occasione, ad esempio quando siamo nervosi per placare l'ansia, e si parla, in questo caso, di *fame nervosa* o emotiva. Può succedere anche che si mangi perché, pur non avendo particolarmente fame, abbiamo visto una pubblicità che ci ha fatto venire voglia di un dato cibo.

A me, tempo fa, è successo di andare al cinema allo spettacolo delle otto e mezza rimandando la cena a fine film. Ebbene, appena prima dell'inizio della proiezione, sullo schermo è apparsa la pubblicità del ristorante dietro l'angolo con relativa mega offerta tipo: "cento tipi di pizza a tot. euro". Fino a quel momento, magari, non mi ero neanche accorto di avere lo stomaco vuoto, ma da quel punto in poi ho iniziato ad avere moltissima fame e per tutta la durata del film non sono riuscito a pensare ad altro. Perché accade questo? Perché nella società attuale anche la visione di un'immagine è in grado di farci venir fame. Ad esempio, se ti faccio vedere un bel piatto di bucatini all'amatriciana fumanti, la forchetta che si arrotola e il boccone che si avvicina alle labbra che succede? Che ti viene fame e inizi a produrre saliva.

Si tratta di un riflesso condizionato, lo stesso di cui ci parlava, un centinaio di anni fa, Ivan Pavlov, il teorizzatore del condizionamento. Lavorando con i suoi cani, si era reso conto che esisteva la possibilità di condizionare una certa reazione a un dato segnale. Ogni volta che dava da mangiare ai suoi cani faceva precedere il pasto dal suono di una campanellina. L'ha fatto diverse volte fino a rendersi conto che era sufficiente il suono della campanellina, anche in orario diverso da quello dei pasti, per far arrivare il cane affamato che iniziava a sbavare e salivare anche se non vedeva la sua ciotola con il pasto. Quindi, a quel punto, lo stimolo della fame non era più condizionato dalla vista del cibo, era sufficiente il suono della campanellina per scatenare la conseguente risposta fisica.

Anche a noi esseri umani accade la stessa cosa, siamo preda inconsapevole dello stesso meccanismo. Spesso, quando avvertiamo lo stimolo dell'appetito, non si tratta di vera fame ma solo di un condizionamento esterno, perché, magari, sono le 13 e ci corre l'obbligo di mangiare o abbiamo visto la pubblicità di un cibo che ci piace in modo particolare o, ancora, ci è passato sotto il naso il profumo di una pietanza che adoriamo. Come fare, quindi, a riconoscere la vera fame da un semplice condizionamento esterno?

SEGRETO n. 18: la regola 1 implica di mangiare se e solo se hai vera fame, evitando la fame nervosa e i condizionamenti esterni.

Partiamo innanzitutto dal presupposto che, secondo la medicina, per mantenersi in buona salute occorre fare tre pasti al giorno e due piccole merendine a spezzare gli intervelli tra colazione e pranzo e tra pranzo e cena. Occorre, quindi, mangiare spesso ma non troppo e questo è un dato comune a tutte le diete che abbiamo sinora visto e approvato anche dalla PNL. Il metodo *"Dieta 5-Sensi"*, infatti, ci aiuta a limitarci nelle quantità e a non esagerare con le calorie.

Quindi se, con i giusti intervalli, ingerisci una quantità adeguata di calorie, ti verrà fame, più o meno, ogni due ore, che soddisferai con una merenda o con un nuovo pasto. Non ti comportare in modo estremista dicendo: "Da oggi sono a dieta e quindi non mangio più", faresti un grosso errore. Facendoti mancare alcuni nutrienti essenziali potresti mettere a repentaglio la tua salute.

Il digiuno forzato, nella maggior parte dei casi, può produrre effetti nocivi. Non mangiando per un'intera giornata il tuo corpo non avrà il sostegno necessario per vivere, per nutrire le cellule e per lavorare bene. In questo modo il tuo livello energetico si abbasserà, farai male e con fatica il tuo lavoro e assocerai dolore e sacrificio alla cosa. Inoltre avvertirai continuamente i morsi della fame e odierai la dieta. È esattamente il contrario del metodo *"Dieta 5-Sensi"*, ed è chiaro che con il digiuno non otterrai un grande risultato a lungo termine.

Quindi la prima regola secondo la quale ascoltare il tuo corpo è una gran bella libertà, ma non significa mangiare a volontà senza porsi dei limiti, significa semplicemente mangiare fino a che sei sazio. Viceversa, non mangiare se non hai vera fame ma solo fame nervosa o fame da abitudine, piuttosto impara ad ascoltare i messaggi che ti invia il tuo corpo.

Paul McKenna teorizza una scala con dieci diverse intensità dello stimolo della fame:

1) Indebolito

2) Famelico

3) Affamato

4) Leggermente affamato

5) Indifferente

6) Soddisfatto

7) Sazio

8) Pieno

9) Strapieno

10) Nauseato

Impara a riconoscere queste dieci sensazioni. Prova, già in questo momento, a concentrarti e a capire quanta fame hai. Fissa l'attenzione sulla sensazione di fame che proviene dal tuo stomaco. Da uno a dieci quanta fame hai in questo momento?

Descrivi la tua sensazione di fame attuale con il maggior numero possibile di particolari:

____

____

____

____

____

____

Occorre imparare a riconoscere la sensazione di fame e valutarne l'intensità. La PNL lavora molto sulle sensazioni e, spesso, la sensazione di fame è qualcosa di concreto che senti a livello della bocca dello stomaco. Se questa sensazione fosse colorata, di che colore sarebbe? Se avesse un peso, che peso avrebbe? Queste si chiamano "sottomodalità" e sono dei modi per caratterizzare le sensazioni. Più rendi reale e concreta, sotto tutti i punti di vista, una sensazione e più ne hai il controllo e puoi imparare a riconoscerla facilmente.

Se impari ad ascoltare il tuo corpo, potrai capire se davvero hai fame e quanta ne hai, se si tratta di vera fame o se è soltanto fame nervosa o dovuta a noia, quella che ti assale quando non hai nulla da fare. Io ricordo che, ai tempi della scuola o dell'università, trascorrevo interi pomeriggi a studiare e, più o meno ogni oretta, mi alzavo e andavo in cucina.

Una volta bevevo un bicchiere d'acqua, una volta mangiucchiavo qualcosa ad esempio un gelato o una merendina e, alla fine del pomeriggio, avevo fatto una quindicina di merende. Non è del tutto sano, specie per uno studente che ha bisogno di concentrazione.

È ovvio che non va bene, non devi mangiare per staccare da qualcos'altro, così come non devi fumare per staccare dallo stress e rilassarti, mangia solo se hai fame. Questa è una regola semplice, fondamentale ma trascuratissima. Mangiare solo quando si ha fame è una cosa che socialmente non siamo abituati a fare e ti renderai conto, nei prossimi giorni, che non sarà del tutto facile seguire la regola numero uno.

REGOLA 2: IMMAGINA ciò che vuoi mangiare

Se il tuo corpo ti dice di avere fame e di aver bisogno di cibo, prima di passare all'azione devi dare spazio alla tua immaginazione. La regola numero due comporta immaginare nella tua mente il cibo che desideri davvero. È come se tu entrassi in comunicazione diretta con il tuo corpo e gli permettessi di inviarti delle immagini. Lascia che queste immagini fluiscano di fronte ai tuoi occhi e osserva silenzioso quello che il corpo ti sta mostrando.

Se sei una persona che ha subìto molto le pressioni e le influenze della nostra cultura, a questo punto ti troverai di fronte ad un conflitto. Da un lato vedrai i cibi che il tuo corpo desidera veramente in quel preciso istante. Dall'altro sentirai una vocina che ti dirà "No, quel cibo non va bene, devi stare a dieta!". Questo succede perché la nostra cultura ci condiziona a preferire dati alimenti ad altri e ci porta a sentirci in colpa se non ci adeguiamo. Ma la regola è diversa: devi dare retta solo a ciò che il corpo ti trasmette e ti lascia immaginare. Quindi mangia esclusivamente ciò che vuoi veramente e non ciò che pensi di dover mangiare.

SEGRETO n. 19: la regola 2 è "IMMAGINA ciò che vuoi mangiare" e significa che devi mangiare esclusivamente ciò che vuoi veramente e non ciò che pensi di dover mangiare.

Quindi se in questo momento hai fame, sei autorizzato a mangiare. In genere accade il contrario: è ora di merenda, hai voglia di gelato, apri il frigo e poi ti dici: "No, non posso mangiare gelato, mi sono messo a dieta e se lo mangio ingrasserò". Tuttavia continui ad aver voglia di gelato, vuol dire che al tuo corpo, in quel momento, va bene il gelato e dovresti mangiarlo. Se non lo fai ti convinci che le diete sono solo un sacrificio e inizi ad odiare le diete stesse e tutto ciò che riguarda il controllo del peso. Cosa voglio dirti con questo? Che devi liberarti dai condizionamenti esterni e ascoltare il tuo corpo. Se hai voglia di gelato, mangialo e ti sentirai meglio. Poi vedremo quanto ne puoi mangiare.

Se poi vuoi seguire anche i consigli delle diete più famose di cui abbiamo parlato prima, lo puoi fare. Seguendo la dieta hawaiana, come sai, puoi testare l'effetto che i cibi hanno sul tuo fisico. Mangi il gelato e vedi che effetto ti fa. Se dopo un'ora ti senti malissimo può voler dire due cose: o non ti fa bene o ne hai mangiato troppo. Così facendo puoi imparare moltissime cose sul tuo fisico e più ti conosci, più facilmente imparerai ad ascoltarlo e raggiungerai il benessere. Se, con il tempo, imparerai a seguire le regole del metodo e a mangiare i cibi che ti fanno star bene, sarai coerente e allineato con la tua identità e sarai naturalmente magro.

Le persone naturalmente magre dicono di esserlo in quanto il loro metabolismo è molto veloce e, quindi, consumano basalmente più di altre. Da un punto di vista medico e scientifico può essere assolutamente vero.

La novità apportata da questo metodo è data dallo studio del lato psicologico dei naturalmente magri. Studiando il comportamento di centinaia di persone, si è infatti osservato che i magri naturali seguono tutti date regole psicologiche e mentali. A una domanda precisa tutti rispondevano di mangiare ciò che volevano ma solo quando avevano realmente fame. Non seguivano regimi alimentari particolari e non erano preda di condizionamenti, mangiavano solo ciò che volevano realmente.

Quindi la Programmazione Neuro-Linguistica (PNL) non ha inventato un metodo, lo ha scoperto, lo ha modellato da persone che già di natura erano magre e che, in qualche modo, riuscivano a controllare il proprio peso. Lo facevano con successo ma senza essere consapevoli di come riuscissero a farlo, perché chi è magro non pensa di seguire delle regole, si comporta in un dato modo per natura o per sue convinzioni. Le persone naturalmente magre oggetto dell'esperimento, in questo caso, scoprirono in se stesse il metodo che non sapevano assolutamente di applicare.

Milton Erickson, grande ipnotista del '900 fu tra i primi ad essere studiato dalla PNL. Lui era bravissimo nell'utilizzare l'ipnosi a scopi terapeutici e otteneva dei risultati incredibili ma non era in grado di insegnare il suo metodo ad altri. Infatti, pur tenendo dei corsi, non riusciva a far sì che i suoi allievi lo eguagliassero. Bandler e Grinder, i due creatori della PNL, lo studiano da vari punti di vista, capiscono il suo linguaggio e le sue convinzioni, lo modellano e scrivono un intero libro su ciò che lui faceva da un punto di vista di approccio linguistico e mentale: "I modelli della tecnica ipnotica di Milton Erickson". Prefazione di Milton Erickson che scrive: "*Leggendo questo libro ho imparato molto sulle cose che ho fatto senza averne la minima idea*". È stato lui per primo a ringraziare Bandler e Grinder, perché gli avevano detto cosa facesse e in che modo fosse così bravo. Interessante. Spesso noi non sappiamo perché siamo bravi a fare una cosa.

Quindi per quanto noi possiamo essere bravi in un dato settore, che sia comunicare come controllare il peso, in generale non siamo consapevoli di come facciamo. La PNL ci viene in aiuto perché prendiamo consapevolezza di queste potenzialità, per spiegare a me che magari sono naturalmente magro cosa faccio, per rimanere tale e per trasmettere la mia strategia a chi naturalmente magro non è.

Spesso la strategia di chi è naturalmente magro è specularmente contraria rispetto a quella di chi tende a ingrassare. Ti è mai capitato di mangiare a caso? E quando lo facevi scommetto che ti dicevi: "Sì, questo posso, questo, invece, non dovrei". Lo facciamo abitualmente, ed è questo il motivo per cui, non essendo abituati a seguire queste semplicissime regole, aumentiamo di peso. Basta seguire il metodo per ottenere risultati sensazionali a lungo termine.

Il metodo *"Dieta 5-Sensi"* non ha un effetto drastico. Ciò vuol dire che, magari, per i primi tempi, rimarrai più o meno sullo stesso peso o, se noterai un dimagrimento importante, attribuiscilo soprattutto al venir meno della ritenzione idrica. Questo è un metodo che fa stare bene controllando il proprio peso a lungo termine. Quindi, ricorda, mangia ciò che vuoi, non ciò che dovresti, non ciò che pensi di dover mangiare. Perché se è un dovere non è più qualcosa di piacevole per il corpo, lo associ al dolore e torniamo al problema di base per cui alle diete si associa dolore.

REGOLA 3: ODORA il tuo cibo

Hai ascoltato il tuo corpo e hai immaginato il cibo di cui hai veramente desiderio in questo momento. Adesso non correre ad aprire il frigorifero e non abbuffarti. Infatti la terza regola ti spinge ad andare con molta calma. Devi *odorare* il tuo cibo.

Il naso è uno strumento importantissimo. Se hai un animale domestico, se hai una minima esperienza di cani e gatti, sai bene che vivono del loro fiuto. Il naso li tiene in vita poiché procura loro il cibo, li tiene lontani dai veleni e da altri pericoli. Mia zia ha un gatto che ha davvero dell'incredibile: è un appassionato di prosciutto cotto. Ma attenzione: se il prosciutto non è di una certa marca o non è fresco del giorno stesso, lui, grazie al suo formidabile odorato, se ne accorge e se ne va ben lontano! Gli animali sono molto più sensibili di noi a livello di olfatto. In realtà lo saremmo anche noi, se non fossimo circondati da odori di ogni tipo e dallo smog che ci riempie i polmoni.

In Oriente molte persone praticano diete basate esclusivamente sugli odori. Devi odorare il cibo: se senti che non fa per te, lo eviti. Se invece supera la prova "naso" allora lo mangi. Molto interessante e secondo me c'è una profonda verità dietro: il naso è in grado di distinguere i cibi che ci fanno bene da quelli che ci fanno meno bene in quel momento. Quindi se hai dei dubbi tra ciò che vuoi mangiare e ciò che dovresti mangiare, lascia decidere al tuo naso. Gli odori che percepirai sceglieranno per te.

SEGRETO n. 20: la regola 3 è "ODORA il tuo cibo" e significa che devi lasciare che il tuo naso senta profumi e odori del cibo, per pregustarlo e decidere se è quello che desideri veramente.

Pensa anche all'effetto degli odori in una cena romantica. Ti è mai capitato di fare una cenetta a due, a lume di candela, con le candele profumate sparse per casa? Il cibo non acquisisce forse un gusto migliore solo per via degli odori?

E già che ci siamo spinti sin qui, parliamo anche del dopocena. Non è forse vero che le candele profumate rendono più appassionante anche un romantico incontro tra due persone innamorate?

Nelle mie ricerche per la stesura del mio primo libro "Seduzione" mi sono ad esempio imbattuto in diversi studi che parlavano dei *feromoni*, considerati la sostanza chimica dell'attrazione. Al punto che hanno inventato anche dei profumi al feromone per diventare "sessualmente irresistibili per il sesso opposto".

Una volta ho letto sulla rivista scientifica "Focus" che il naso è responsabile addirittura del riconoscimento del cibo, più degli occhi e della bocca. Al punto che ad occhi chiusi e naso tappato, non saremmo in grado di riconoscere una mela da una patata!

Un fondamento scientifico c'è ed è dimostrato, quindi lascia che il tuo naso ti guidi e ti faccia anche pregustare il cibo che stai per mangiare.

REGOLA 4: GUSTA il tuo boccone

Dopo aver pregustato il tuo cibo, ora puoi gustarlo. Il senso del gusto è, in teoria, il primo coinvolto nell'alimentazione quotidiana, è ciò che apparentemente ci spinge a mangiare. In realtà, nella vita stressante e frenetica a cui siamo abituati, *pensiamo al cibo sempre, tranne quando mangiamo!*

È paradossale, ma è proprio così. Se imparassi a gustare consciamente e lentamente ogni boccone, ti renderesti conto di quanto è buono quello che stai mangiando, ne saresti appagato e assoceresti vero piacere al mangiare secondo le regole del metodo *"Dieta 5-Sensi"*. Mangia consciamente, pensa a quello che stai mangiando, gustalo a fondo, assapora ogni boccone. Affinché questo sia possibile devi mangiare lentamente.

Appoggia le posate sul piatto dopo ogni boccone. Porta la forchetta alla bocca, mangia, posa la forchetta, mastica l-e-n-t-am-e-n-t-e e gusta a fondo la pietanza mentre dentro di te dici qualcosa tipo: "Che buono! Quant'è buono questo cibo. Avevo davvero fame e sto mangiando esattamente ciò che volevo. Ora mi gusto intensamente questo cibo perché voglio associare piacere al mio mangiare". Quindi, da un punto di vista mentale, devi fare in modo di continuare a creare nuove associazioni positive.

SEGRETO n. 21: la regola 4 è "GUSTA il tuo boccone" e significa che devi assaporare consciamente e lentamente ogni singolo boccone, provando piacere e creando nuove associazioni positive.

Ho detto che devi mangiare consciamente, quindi è vietato farlo guardando la tv. Pensi a tutto fuorché al cibo. Invece devi concentrarti sul fatto che stai mangiando un cibo che adori, quindi gustatelo. In più devi assaporare ogni boccone mangiando lentamente. Fallo, in primo luogo, per gustarlo meglio, perché se mangi in fretta, come la cultura del fast food o del lavoro ci ha abituati a fare, non ti riuscirà. In secondo luogo perché, da un punto di vista strettamente fisiologico, lo stomaco impiega 20 minuti, dal momento in cui si è iniziato a mangiare, per avvertire la sensazione di sazietà e comunicarla al cervello.

C'è un gap di 20 minuti e, ai nostri fini è un qualcosa di davvero grave! Perché se, come spesso accade, si hanno in tutto 10 minuti per pranzare, si inizia a mangiare con foga perché affamati e perché il tempo è poco e, quando si avverte il senso di sazietà, è troppo tardi, si è già esagerato con un bel piattone di pasta da due etti e, magari, per finire, un grande gelato.

SEGRETO n. 22: gustare lentamente il cibo è importante perché lo stomaco invia il segnale di sazietà al cervello con un ritardo di 20 minuti rispetto al pasto.

Al contrario, se mangi più lentamente, quindi assaporando ogni boccone, hai il tempo di ascoltare il tuo corpo e di accorgerti di essere sazio. Se mangi con troppa foga non gli dai tempo di darti il segnale di stop.

Non solo, occorre anche mangiare consciamente, quindi pensando a ciò che stai mangiando. Io, ultimamente, *guardo* il cibo mentre mangio. Non sarà educatissimo se mi trovo a tavola con qualcun altro, ma fa la differenza. Il dialogo interiore ti dice: "Mmm, quant'è buono questo piatto! Questa pasta, questo gelato, questa pizza, questa carne!", tutto ciò che ti piace di più. Così non solo gusti di più il cibo ma coinvolgi, nel mangiare, tutti i sensi. Ci sarà pure un motivo se ho chiamato questa dieta il metodo *"Dieta 5-Sensi"*!

Quindi procedi con calma in modo che il tuo squisito pasto duri all'infinito. Questa regola è importante anche più di tutte le altre perché è sufficiente concentrarsi su questa per realizzare anche le precedenti. Se gusti il tuo boccone e mangi consciamente e lentamente, infatti, hai modo di accorgerti se stai mangiando per vera fame o solo per noia o nervosismo, oppure se stai mangiando veramente il cibo che desideri e che il tuo naso ha approvato o se invece stai mangiando solo ciò che pensi di dover mangiare. In tal caso hai tutto il tempo per renderti conto della situazione e interromperti in tempo utile.

Magari stai mangiando un'insalatona e pensi: "Sì, l'insalata fa bene, lo dicono tutti…però a me non piace e in questo momento non mi va", e puoi decidere di smettere senza sensi di colpa. Dico l'insalata come potrei dire qualsiasi altro alimento perché a me, ad esempio, è capitato di aver voglia esattamente di insalata, magari ricca, con il mais, che a me piace tantissimo. È il massimo, mangio qualcosa che mi piace e mi va in quel momento e, contemporaneamente, so che fa anche bene al mio corpo perché mi riempie e mi fa sentire leggero.

Mangiare consapevolmente e lentamente ti dà la possibilità di accorgerti se per caso stai violando le prime regole. Purtroppo, nella società d'oggi, siamo abituati a mangiare molto velocemente. È normale, siamo sempre di corsa, mangiamo in fretta un panino al bar o al fast food e finiamo il pasto più stressati di come lo iniziamo. Io ero velocissimo nel mangiare, tuttora sono abbastanza rapido però seguo sempre la regola di gustarmi con calma le cose.

Ricordo che, da bambino, quando uscivo con mio padre per un gelato, dopo un minuto lui lo aveva già finito anche se, magari, si trattava di un cono enorme. Io, dopo un minuto, ero arrivato a neanche la metà e, tuttavia, ero il più veloce fra i miei amici.

REGOLA 5: SENTI il tuo stomaco

Le persone che mangiano troppo velocemente sbagliano, non danno al proprio stomaco il tempo di capire se è sazio, il che, invece, è una cosa fondamentale per il controllo del peso. Quando ti rendi conto che il tuo stomaco è pieno e ti senti sazio, è giunto il momento di fermarti. Ovviamente, per poterlo capire, devi aver seguito le altre regole, altrimenti te ne accorgi troppo tardi per fermarti in tempo utile. Ricorda che lo stomaco invia il segnale di sazietà al cervello con un ritardo di 20 minuti rispetto al pasto.

SEGRETO n. 23: la regola 5 è "SENTI il tuo stomaco" e significa che appena ti rendi conto che il tuo stomaco è pieno e ti senti sazio, allora è il momento di fermarti.

Questa regola è molto importante e implica che non devi finire necessariamente tutto il cibo che hai davanti. Ora rispondi sinceramente alla mia domanda: rientri fra coloro che debbono finire ad ogni costo il cibo che hanno nel piatto? Come dice Paul McKenna fai parte del *"club del piatto pulito"*?

Facciamo un esempio: sto mangiando il mio bel piatto di pasta, ad un certo punto inizio ad essere sazio, me ne accorgo perché sto mangiando lentamente assaporando ogni boccone e pensando a ciò che sto mangiando. Nel piatto restano 20 grammi di pasta e penso: "Che faccio? Non mi andrebbe, sarei sazio ma come faccio a non finirla? Mia moglie ha fatto un sugo buonissimo, e poi dove li mettiamo i bambini dello Zimbabwe che ogni giorno muoiono di fame e chissà che farebbero per avere quei 20 grammi di cibo che sto lasciando!".

È un bel dilemma! In più sai che, se vuoi, riesci a finire tutto, quindi che fai? Mangi, pulisci per bene il piatto e fai anche la scarpetta! Lo fai per educazione nei confronti di tua moglie e di chi muore di fame e, perché, in fondo, ti piace e, visto che 20 minuti non sono ancora passati, per il momento non ti senti completamente sazio.

In vita mia ho conosciuto una sola persona che, naturalmente e senza alcuno sforzo, si ferma quando si sente sazia: proprio mia moglie. Quando le ho parlato per la prima volta, in termini entusiastici, del metodo *"Dieta 5-Sensi"*, lei mi ha risposto: "È quello che faccio normalmente". Lei segue queste regole di abitudine, mangia quando ha fame e ciò che vuole, ma non cibi che non le piacciono e si ferma quando è piena mentre io, magari, sono lì che mangio anche i suoi avanzi perché mi dispiace buttare il cibo.

È sempre stato così. Mi sono accorto che lei seguiva queste regole con naturalezza, ed è davvero l'unica persona che conosco che lascia nel piatto ciò che non le va più, se è piena non va avanti. Io le prime volte che uscivamo insieme le dicevo: "Ma non puoi lasciare un boccone, hai finito, che fai lo lasci?" e lei: "Sì, non mi entra più". Cioè, non capivo, cosa gli costava finire quel boccone? Invece ho scoperto dopo che questo era il segreto per controllare il peso.

SEGRETO n. 24: esci dal "club piatto pulito", impara a lasciare il cibo nel piatto e fermati quando senti di essere sazio.

Credo che lei avesse imparato naturalmente, semplicemente ascoltando il proprio corpo, ciò che molti di noi non sono abituati a fare. In effetti è cosa difficilissima lasciare parte del cibo nel piatto. Ti invito a farlo al prossimo pasto. Ti renderai conto che sarà una rinuncia, un sacrificio tremendo, perché ci hanno installato, sin da piccoli, convinzioni contrarie e limitanti.

Oggi, da adulto, so che, purtroppo, il fatto che io mangi 20 grammi di pasta in più per finire il piatto, non cambierà la vita di quei piccini sfortunati dello Zimbabwe. Se così fosse rinuncerei volentieri all'intero piatto. Da bimbo, invece, un discorso del genere ha una grossa presa emotiva ed è difficilissimo liberarsene anche in età adulta. Ma ti basta pensare che mangiare quei 20 grammi non aiuta il bimbo dello Zimbabwe e invece fa essere te in sovrappeso. Se sei in forma, volendo, puoi decidere di partire per lo Zimbabwe e aiutare i piccoli che muoiono di fame, se sei in sovrappeso, probabilmente, non ti andrà di farlo, perché ti è faticoso muoverti.

In nessun modo lasciare quel boccone potrà aiutare il bambino dello Zimbabwe che muore di fame, quindi togliti dalla mente questa convinzione che ti hanno installato da piccolo. Non occorre colpevolizzare i propri genitori perché volevano convincerti a mangiare, volevano solo farti capire che si tratta di un qualcosa di importante e, quindi, a quell'età, è comprensibile l'uso di questo piccolo ricatto morale. Però, quando si diventa adulti, non si deve ingrassare per non lasciare il cibo, per finire per forza il piatto. Non è che un'abitudine e, come tale, la puoi eliminare.

RIEPILOGO DEL GIORNO 3:

- SEGRETO n. 15: le tue convinzioni possono determinare il successo o il fallimento di qualsiasi dieta.
- SEGRETO n. 16: il metodo *"Dieta 5-Sensi"* si basa sui 5 sensi del nostro corpo: vista, udito, tatto, gusto e olfatto.
- SEGRETO n. 17: la regola 1 è "ASCOLTA il tuo corpo" e significa che devi mangiare tutte le volte che il corpo ti dice di avere fame.
- SEGRETO n.18: la regola 1 implica di mangiare se e solo se hai vera fame, evitando la fame nervosa e i condizionamenti esterni.
- SEGRETO n. 19: la regola 2 è "IMMAGINA ciò che vuoi mangiare" e significa che devi mangiare esclusivamente ciò che vuoi veramente e non ciò che pensi di dover mangiare.
- SEGRETO n. 20: la regola 3 è "ODORA il tuo cibo" e significa che devi lasciare che il tuo naso senta profumi e odori del cibo per pregustarlo e decidere se è quello che desideri veramente.
- SEGRETO n. 21: la regola 4 è "GUSTA il tuo boccone" e significa che devi assaporare consciamente e lentamente ogni singolo boccone, provando piacere e creando nuove associazioni positive.
- SEGRETO n. 22: gustare lentamente il cibo è importante perché lo stomaco invia il segnale di sazietà al cervello con un ritardo di 20 minuti rispetto al pasto.
- SEGRETO n. 23: la regola 5 è "SENTI il tuo stomaco" e significa che appena ti rendi conto che il tuo stomaco è pieno e ti senti sazio, allora è il momento di fermarti.
- SEGRETO n. 24: esci dal "club piatto pulito", impara a lasciare il cibo nel piatto e fermati quando senti di essere sazio.

GIORNO 4: ABITUDINI

Finché si è in casa non è difficile mettere in pratica le cinque regole del metodo *"Dieta 5-Sensi"*. Lo puoi spiegare alle persone con cui convivi. Forse, inizialmente, ti prenderanno per pazzo o cercheranno di scoraggiarti dicendoti che non durerà più di un mese, come tutte le diete. Però dopo qualche giorno di prova e dopo averne testato l'efficacia, cerca di coinvolgere i tuoi familiari altrimenti ti troverai a doverti continuamente giustificare, a me è successo. Al contrario se spieghi loro il metodo e la tua motivazione nel seguirlo, pian piano riusciranno a capire.

Il problema, infatti, non si pone tanto quando si sta a casa, ma, piuttosto, quando si esce. Io, ad esempio vado pazzo per la pizza ma mangiarne troppa non mi fa benissimo. Dopo mi sento gonfio e pesante e mi pare che non potrei assolutamente mangiare altro. Nonostante ciò non riesco a rinunciare fare a meno del dessert e sto ancora peggio. Ad un certo punto, non volendo rinunciare alla pizza ho deciso di rinunciare al dessert e di ridurre la quantità di pizza che ingerivo. Ho pensato che, forse, lasciando mezza pizza le cose sarebbero migliorate e così ho fatto. Come immagini, così facendo, sono stato facile bersaglio dei commenti degli amici che erano con me e mi spingevano a finire il contenuto del mio piatto. In più il cameriere mi faceva venire i sensi di colpa chiedendomi: "Non le è piaciuta?". In situazioni del genere ci si sente in dovere di doversi giustificare, magari anche con il cameriere, del perché abbiamo lasciato parte della pietanza nel piatto. Diciamo: "Sì, mi è piaciuta, ma sono pieno", e lui insiste "Come è pieno, con mezza pizza?", e lì inizia il dialogo: "Be', allora che le porto? Vuole qualcos'altro?" e noi "No, sono pieno!", e si inizia a litigare con il cameriere.

SEGRETO n. 25: se vuoi imparare a controllare il tuo peso dovrai abituarti a confrontarti con amici, familiari e con la società che ti circonda.

Accetta il fatto di doverti confrontare con la cultura, con la società, perché vale la pena farlo. Ti dico questo per prepararti a tutte le obiezioni che ti verranno mosse, e che ti renderanno più difficile seguire le cinque regole.

Le abitudini sono anche il motivo per il quale, tanti sportivi, una volta smessa l'attività, ingrassano. Sono abituati a mangiare cibi molto nutrienti, anche se non pesanti, adatti alla vita di un atleta che brucia tante calorie e ha un alto metabolismo basale. Così non è più quando si smette l'attività atletica. A quel punto occorre ripensare le proprie abitudini alimentari in favore di un regime più povero di calorie pure se equilibrato.

La quinta regola, "SENTI il tuo stomaco" e smetti di mangiare quando sei sazio, è importantissima ed io, in passato, non riuscivo a rispettarla. Infatti, pur se sazio, continuavo a mangiare fino a finire il cibo che avevo nel piatto. Lo facevo perché, mangiando molto velocemente, pensavo di avere ancora fame, mentre, trascorsi i famosi 20 minuti, mi accorgevo di essere strapieno. In tal modo può succederti di andare molto oltre le capacità del tuo stomaco, e di trovarti, a fine pasto, non sazio ma addirittura nauseato.

Mangiare lentamente e concentrarti sul cibo è più semplice se ti trovi in casa, molto meno se vai al ristorante. Hai seguito le regole, hai mangiato solo mezza pizza e sei sazio, poi arriva il cameriere e chiede al vostro gruppo di amici: "Cosa desiderate per dessert?". Se ti senti sazio dovresti dire no mentre tutti gli altri lo stanno ordinando, non sempre ci riesci e pensi: "Tutti stanno ordinando e c'è il mio dolce preferito, se non lo prendo devo ricominciare a giustificarmi", ed ecco che ti ritrovi impastoiato in quei meccanismi fastidiosi di cui parlavamo poco fa.

Che fare? Certo non sarebbe giusto che tu, per evitare che si crei un contesto di questo genere, non uscissi più a cena fuori o non vedessi più i tuoi amici. Ci mancherebbe altro! Noi vogliamo seguire il metodo con piacere, non con sofferenza e dolore. Vogliamo trasmettere a chi ci è vicino l'idea che abbiamo delle regole e intendiamo seguirle. Anzi, ti conviene spiegarle con calma a chi frequenti dopo aver verificato che su di te funzionano. Perché se, non appena letta la guida, dici a tutti: "Io da oggi sono una persona sana, ho le mie regole della dieta", oltre al fatto che cercheranno di smontarti, ti osserveranno con attenzione e ti faranno notare qualsiasi tuo errore, ti diranno: "Che fai? Non puoi mangiare adesso, non puoi avere fame adesso!", oppure "Hai mangiato questo!", ti staranno a guardare.

Quindi, prima segui le tue regole da solo e crea le tue nuove abitudini, nel momento in cui riuscirai ad essere costante e avrai notato che per te funzionano, potrai comunicarle ad altri. Però è importante gestire bene il rapporto con le persone che frequenti e con cui vivi perché è proprio da loro che ti possono giungere i *condizionamenti* maggiori, in grado di frenarti o non farti riuscire in qualche modo.

SEGRETO n. 26: dapprima lavora su te stesso e sulle tue abitudini alimentari, e solo dopo coinvolgi gli altri nel metodo *"Dieta 5-Sensi"*.

Che effetto fa una dieta standard al nostro corpo? Mettiamo che tu, avendo in genere bisogno di non più di 1.000 calorie al giorno, ne assuma 1.500, che succede? Ingrassi e, quindi, vai dal medico che ti prescrive una dieta da 1.000 calorie al giorno. Il tuo corpo essendo un meccanismo che funziona molto bene, si rende conto che introduci meno cibo, quindi una minor quantità di energia, un minor numero di calorie. Per questo motivo tende a rallentare il metabolismo e consuma, a sua volta, una minor quantità di energia. Tutto questo non succede immediatamente, e così all'inizio si dimagrisce ma dopo le prime 2/3 settimane ci si ferma.

A quel punto ti demoralizzi e dici: "Non funziona più la dieta", oppure non ne puoi più e pensi: "Sono dimagrito, non riesco più a dimagrire oltre, e ora, forse, posso permettermi di mangiare un pochino di più" e, magari, torni ad assumere 1.200, 1.300, 1.500 calorie. Sempre meno dell'inizio, però ricominci a mangiare di più. E recuperi, spesso con gli interessi, il poco peso perso.

Il corpo, in realtà, funziona bene perché legge il minor introito di energia quotidiana come una criticità, come un problema. Quindi fa ciò che può per evitare di perdere tutta la sua energia. Dopo i primissimi tempi in cui riesci a perdere peso, infatti, si adatta e ti fa smettere di dimagrire. Come un cammello mette da parte l'acqua per lunghi viaggi, il corpo crea riserve di cibo sotto forma di grasso perché ha paura di non avere abbastanza energia a disposizione per fare ciò che deve.

Richard Bandler dice: "Io non sto a chiedermi il perché il corpo e la mente funzionino così. Cerco di capire *come* funzionano e utilizzo questi meccanismi a mio favore". Quando, ad esempio, Bandler vuole curare le paure e gli stress di un suo cliente che deve affrontare un esame, gli chiede: "Tu che sei stressato e hai paura di un esame, che processi mentali hai?", il ragazzo risponde "Immagino di essere in sede d'esame, il professore mi interroga e faccio scena muta, sono stressato, sudo e la voce mi si blocca".

Il cervello funziona così, e crea, al ragazzo, un film mentale in cui va tutto male. Bandler non sa perché questo accada, sa, però che questo meccanismo limitante è molto potente e allora pensa di sfruttarlo in positivo e di consigliare al ragazzo di invertirlo, ovvero di crearsi un film mentale in cui va tutto bene per darsi non ansia ma sicurezza. Gli consiglia di immaginarsi, all'esame, parlare con molta sicurezza e disinvoltura. Il professore è soddisfatto, gli stringe la mano e concede un'alta votazione.

Bandler consiglia al ragazzo di proiettarsi questo filmino una, due, cento volte, affinché la mente, che non è in grado di distinguere quello che è reale da ciò che è vividamente immaginato, si adegui all'idea. In questo modo, dopo aver visto lo stesso film positivo per 100 volte, alla centounesima, quando il ragazzo sarà realmente all'esame, non avrà alcuna emozione negativa, perché il suo corpo e la sua mente saranno già preparati alla prova e predisposti al successo.

Allo stesso modo anche noi sfruttiamo i meccanismi del cervello, la possibilità, che ha il nostro corpo, di adattarsi a nostro vantaggio. Ascoltiamolo, perché tutto parte dal nostro corpo. Se ti abitui ad ascoltare e assecondare la sensazione di fame o di sazietà, otterrai grandi risultati a lungo termine, senza sacrifici e sentendoti bene.

SEGRETO n. 27: ascoltare il tuo corpo è un'abitudine che va sviluppata perché ti consente di conseguire risultati eccezionali e mantenerli a lungo termine.

Una piccola dritta per uscire dal "club del piatto vuoto" è di lasciare sempre il 10% del tuo cibo nel piatto. Sempre, anche se hai ancora un po' fame, anche se pensi di avere fame, anche se quel cibo è il tuo preferito, anche se tua moglie l'ha cucinato con fatica e amore.

Qualsiasi pensiero tu abbia in testa, *lascia il 10%*. Fallo anche se sai che, di lì a poco, il cameriere e i tuoi amici ti chiederanno il perché. In questo modo, infatti, invierai un messaggio molto chiaro al tuo cervello, ovvero che nessun bambino dello Zimbabwe morirà per questo e non devi avere alcun senso di colpa. Vedrai che, presto, ti diverrà normale e ti renderai conto che ti sarà automatico fermarti al momento in cui sei sazio. Lo farai senza stress, senza dolore e senza sacrificio ma con il piacere di sentirti bene quando hai finito.

SEGRETO n. 28: esercitati a lasciare sempre il 10% del cibo che stai mangiando per abituare il cervello a non sentirsi in colpa e a seguire facilmente la quinta regola.

Una mia allieva, medico dietologo, per aiutare i suoi pazienti a fermarsi quando sono sazi, chiede loro di visualizzare l'idea di essere una *pattumiera*. L'idea è che quando c'è del cibo avanzato perché, magari, tuo figlio l'ha lasciato, perché tu non ce la fai più o altro, quel cibo è di troppo. Puoi decidere di buttarlo nella vera pattumiera o di trasformarti, tu stesso, in una pattumiera, cosa preferisci fare?

Decidi tu. Se lo butti nella pattumiera vera e propria hai il vantaggio di non ingrassare; se invece lo mangi, e fai da pattumiera, ingrassi, ti senti gonfio e pesante e penserai di essere schiavo del cibo, schiavo di un piatto che non riesci a lasciare mezzo pieno. Tutto sommato mi pare più opportuno gettarlo nella pattumiera reale!

È importante imparare ad ascoltare il nostro corpo perché, ad esempio, come abbiamo visto prima, se ti metti a dieta e mangi di meno, il tuo corpo consumerà di meno e in automatico frenerà il dimagrimento. Non devi avere un rapporto conflittuale con il tuo corpo, al contrario devi ascoltarlo con attenzione e comportarti di conseguenza seguendo le regole. ASCOLTA il tuo corpo, IMMAGINA ciò che vuoi mangiare, ODORA il tuo cibo, GUSTA il tuo boccone, SENTI il tuo stomaco.

Sono regole facilissime da ricordare e seguire, cos'altro vuoi di più? Ti permetteranno di rieducare il tuo fisico ad un'alimentazione più sana ed equilibrata e di ritrovare, da oggi stesso, il benessere psicofisico a lungo termine.

Abituati a pensare diversamente al tuo corpo. È un tuo alleato ed è la chiave per modificare per sempre il tuo peso e le tue abitudini. A questo proposito, Anthony Robbins, grande guru della motivazione e dello sviluppo personale, propone un suo modo, in verità un po' forte, di cambiare abitudini e associazioni mentali. Egli racconta di aver detto a un suo cliente che chiedeva di essere aiutato a smettere di fumare: "Vediamoci domani pomeriggio in albergo, ci mettiamo in una stanza e facciamo una sessione di coaching. Ti garantisco che ti farò smettere di fumare". Si incontrano in albergo e Robbins ha con sé un'intera stecca di sigarette. Il cliente, sorpreso, chiede: "Ma come, mi devi aiutare a smettere di fumare e per farlo mi porti un'intera stecca di sigarette? Così non smetto, se mi fai fumare…", Robbins replica: "Ci penso io!".

Ebbene, sai cos'è successo? Gli ha imposto di fumare l'intera stecca di sigarette una dopo l'altra. Gliene ha messe in bocca anche dieci alla volta, tanto da indurlo ad odiare il fumo e a non voler più vedere una sigaretta. Cosa è successo? Che con questo metodo, in verità un po' brusco, è riuscito a cambiare l'*associazione mentale* che aveva il suo cliente rispetto al fumo. Prima associava al fumo piacere e relax, ora nausea e schifo.

Ecco, questo può essere un buon metodo però penso tu non abbia voglia di metterlo in pratica. Applicato alla dieta, potrebbe equivalere a mangiare, per un giorno, tutto ciò che abbiamo in casa. Oppure andare dal gelataio e mangiare dieci chili di gelato, fino a sentirsi male e ad associare un forte senso di nausea alla sola idea di mangiarne ancora in futuro. In questo modo dovresti riuscire, avvertito il senso di sazietà, a fermarti prima di toccare il fondo. Tuttavia non credo che ti vada di arrivare a questo!

Milton Erickson, il grande ipnoterapeuta, utilizzava una tecnica, poi modellata dalla PNL, definita *prescrizione del sintomo*, ovvero la cura consisteva nell'insistere nell'affondare nel proprio problema. Hai un problema? Bene, intensificalo. Ad esempio, ti mangi le unghie e vuoi smettere? Domani dovrai mangiarti le unghie sino ad arrivare alle ossa! Questo dovrebbe aiutare a rendere consapevole la persona del suo atteggiamento e a farle acquisire un controllo su ciò che fa, che poi è l'obiettivo della terapia di Erickson.

SEGRETO n. 29: attraverso la prescrizione del sintomo puoi ottenere maggiore controllo sul tuo corpo e sulle tue abitudini.

Riportando questo principio alla dieta, Erickson consigliava al paziente che gli chiedeva di dimagrire: "A partire da domani devi cercare di ingrassare dieci chili e devi farlo entro un mese", la persona replicava: "Ma, come? Sono qui per dimagrire e tu mi chiedi di ingrassare?" "Fai ciò che ti dico, non farmi domande e vedrai che, alla fine, otterrai il risultato. Infatti se io ti faccio ingrassare di dieci chili, oltre al fatto che assocerai dolore all'idea di ingrassare perché sarai nauseato dal cibo, farò in modo che mangi troppo anche rispetto a ciò che sei abituato a fare. Così facendo acquisirai maggiore controllo su te stesso e coscienza del tuo corpo". Un'idea interessante, ma da applicare sotto stretto controllo medico.

Ci sono tanti metodi per dimagrire, tuttavia il nostro obiettivo principale è acquisire controllo su noi stessi e sul nostro corpo, imparare ad ascoltarlo. Quindi, in realtà, è lui che ci controlla, e se non lo ascoltiamo, ingrassa. È il discorso dell'insulina. Quindi tutto ciò che abbiamo visto circa le calorie, l'insulina e la dieta hawaiana e il livello di energia, è tutto vero, tutto ha un senso. Devi cercare di capire ciò che è più giusto per te partendo, però, dalle cinque regole per il tuo benessere.

Il benessere è una bella promessa, un bell'obiettivo. Da un punto di vista fisico, quando ascoltiamo il nostro corpo e riusciamo a rimanere leggeri e, magari, anche a fare un po' di attività fisica, il nostro corpo produce due tipi di ormoni. Le *endorfine*, ovvero gli ormoni del benessere e la *serotonina*, l'ormone della felicità.

Non c'è bisogno di andare a drogarsi per stare bene, possiamo contare sulle nostre droghe interiori che siamo in grado di produrre facendo attività fisica e nutrendoci in maniera equilibrata. In tal modo riusciamo anche a scaricare adrenalina, l'ormone dello stress.

Nonostante io sia uno sportivo e un appassionato di pugilato, non sono uno che spinge chi vuole dimagrire a fare tanta attività fisica perché ritengo che un intenso programma di allenamento a fini di dimagrimento sarebbe presto abbandonato. I motivi possono essere i più vari, inerzia, pigrizia, senso di inadeguatezza e quant'altro. O semplicemente la medesima associazione delle dicte tradizionali, ovvero sforzo, sacrificio e dolore.

Piuttosto la *"Dieta 5-Sensi"* è un metodo che può essere seguito senza sforzo e funzionare per tutta la vita. Le cinque regole del metodo sono di per sé sufficienti, anche in assenza di sport, per mantenerci in forma a tutte le età. Certo, fare sport può comunque essere utile per aumentare il nostro metabolismo e aiutarci a bruciare calorie, tuttavia non è strettamente necessario ai fini del dimagrimento, e i milioni di magri naturali che non praticano sport ne sono la dimostrazione.

Molte persone, al contrario, ritengono che lo sport possa divenire la soluzione definitiva ai propri problemi. Certo, è un aiuto ma non la soluzione che, invece, consiste nel seguire le regole con costanza e disciplina. Molti, soprattutto con l'avvento dei primi caldi pensano: "Bene, ora vado in palestra, faccio molto sport e dimagrisco", infatti fra maggio e giugno c'è il boom delle palestre e tutti giù a fare pesi e addominali. Accade perché si crede che due mesi di palestra possano cambiarci la vita, cosa che, ovviamente, è una falsità.

Meglio abituarsi a fare una passeggiata tutti i giorni o ad utilizzare le scale piuttosto che l'ascensore e già questo, sul lungo termine, può fare la differenza. Aiuta a far alzare un pochino il metabolismo senza esagerare, senza arrivare ad eccessi di attività che, a lungo termine, lasciano il tempo che trovano.

SEGRETO n. 30: con abitudini alimentari e fisiche sane ed equilibrate si ottiene il benessere fisico e mentale, anche grazie alla produzione degli ormoni della felicità.

Quindi un allenamento eccessivo concentrato in un dato periodo di tempo non ha senso; è molto meglio far poco al giorno ma per tutta la vita. Se ti dico di evitare l'ascensore o la macchina per ciò che puoi, probabilmente lo farai, se ti chiedo di praticare sport in maniera costante quasi certamente abbandonerai dopo un po'. Magari perché non ti senti portato o, perché, secondo te, sei troppo avanti con l'età per iniziare.

Ovviamente non sto dicendo che lo sport non sia utile, anzi, può essere molto utile. Io, ad esempio, pratico il pugilato, uno sport che fa dimagrire tantissimo, perché si è in continuo movimento. Qualsiasi esercizio lo devi eseguire saltellando, anche alzare pesi. Sport di questo tipo fanno bruciare grassi e producono un costante consumo di calorie. Al contrario, sport in cui si sta fermi, come il sollevamento pesi, fanno metter su muscoli ma bruciano di meno di una corsetta.

È la differenza fra attività aerobiche e attività anaerobiche: fra le prime rientrano la corsa o la bicicletta che richiedono piccolo sforzo e grande durata; le seconde consistono in movimenti intensamente faticosi della durata di pochi minuti, come ad esempio il sollevamento pesi.

In generale, qualsiasi attività che faccia aumentare la propria respirazione e faccia battere più velocemente il cuore, è aerobica e fa aumentare il tuo metabolismo, ti fa bruciare calorie e ti fa dimagrire.

SEGRETO n. 31: per il controllo del tuo peso pratica, con moderazione, attività aerobiche come la corsa per aumentare il tuo metabolismo e i tuoi consumi.

Ovviamente abbi l'intelligenza di praticare un'attività adeguata al tuo fisico, fai solo ciò che pensi di poter fare veramente e segui sempre i consigli di un medico preparato. Quindi non fare buoni propositi se già sai di non poterli mantenere, piuttosto fai propositi più moderati ma attuabili a lungo termine. Non pensare di poter andare tre volte a settimana in palestra e correre tutte le mattine prima di andare al lavoro.

Piuttosto impegnati a muoverti un po' di più, stare meno ore davanti al computer e fare le scale per salire a casa; e non prendere la macchina per fare pochi metri, già un impegno di questo tipo può essere molto importante.

RIEPILOGO DEL GIORNO 4:

- SEGRETO n. 25: se vuoi imparare a controllare il tuo peso dovrai abituarti a confrontarti con amici, familiari e con la società che ti circonda.

- SEGRETO n. 26: dapprima lavora su te stesso e sulle tue abitudini alimentari, e solo dopo coinvolgi gli altri nel metodo *"Dieta 5-Sensi"*.

- SEGRETO n. 27: ascoltare il tuo corpo è un'abitudine che va sviluppata perché ti consente di conseguire risultati eccezionali e mantenerli a lungo termine.

- SEGRETO n. 28: esercitati a lasciare sempre il 10% del cibo che stai mangiando per abituare il cervello a non sentirsi in colpa e a seguire facilmente la quinta regola.

- SEGRETO n. 29: attraverso la prescrizione del sintomo puoi ottenere maggiore controllo sul tuo corpo e sulle tue abitudini.

- SEGRETO n. 30: con abitudini alimentari e fisiche sane ed equilibrate si ottiene il benessere fisico e mentale, anche grazie alla produzione degli ormoni della felicità.

- SEGRETO n. 31: per il controllo del tuo peso pratica, con moderazione, attività aerobiche come la corsa per aumentare il tuo metabolismo e i tuoi consumi.

GIORNO 5: REGOLE

Ripassiamo un attimo le regole, che, pure nella loro semplicità, è bene memorizzare:

1) ASCOLTA il tuo corpo
2) IMMAGINA ciò che vuoi mangiare
3) ODORA il tuo cibo
4) GUSTA il tuo boccone
5) SENTI il tuo stomaco

Prima regola: **ASCOLTA il tuo corpo** e se hai fame mangia. Quindi, girando la frase, mangia solo se hai fame. Non assecondare la fame nervosa, piuttosto cerca di contrastarla bevendo un bicchiere d'acqua. Uno studio scientifico, infatti, ha dimostrato che lo stimolo della fame è molto simile, a livello fisiologico, alla sensazione di sete. È facile confondersi!

Ricorda, a questo proposito, che è sempre preferibile bere lontano dai pasti in quanto l'assunzione d'acqua mentre si mangia tende a diluire i succhi gastrici e a renderne meno efficace l'azione. Perciò il consiglio generale è di bere molto e, possibilmente, lontano dai pasti.

SEGRETO n. 32: bere molto fa benissimo, può calmare la fame nervosa o false sensazioni di fame; meglio bere lontano dai pasti per non diluire i succhi gastrici.

Per cui, quando ti pare di aver fame, per stabilire se si tratti di fame vera o semplice fame nervosa, prova a bere un bicchiere d'acqua. Nel 70% dei casi basterà il bicchiere d'acqua a placare quella sensazione. Se, invece, dopo aver bevuto hai ancora fame, è dimostrato che si tratta di fame vera e, quindi, assecondala. Imparerai a riconoscere con il tempo e con l'esperienza i segnali che ti invia il tuo corpo.

Seconda regola: **IMMAGINA ciò che vuoi mangiare** e mangia solo ciò che vuoi davvero. Mangia cioccolata se vuoi la cioccolata, mangia insalata se vuoi l'insalata. L'importante è che mangi ciò che davvero desideri. Una volta che ti sarai abituato a pensarla così, mangiare diverrà un piacere e riuscirai a mantenerti in linea senza sforzi e senza associare sofferenza al seguire le regole.

Potresti chiederti se, seguendo le prime due regole, alla fine non ti troveresti a mangiare che gelato e cioccolata. Ti assicuro che non è così. A questo proposito sono stati fatti diversi esperimenti molto importanti. Hanno chiuso in una casa, per circa una settimana, alcuni bambini e adulti con a disposizione moltissimo cibo e la possibilità di mangiare ciò che volevano. Vi erano buffet enormi con gelato, dolci, fritti e quanto ci può essere di più goloso e altri tavoli con cibo più sano.

Dopo un primo momento in cui erano stati mangiati solo i cibi più golosi e malsani, il gruppo si era poi orientato verso cibi più sani. In questo non c'era stata differenza fra bambini e adulti, il che vuol dire che il livello minore o maggiore di maturità non ha avuto peso. Evidentemente, a un certo punto, il corpo di ognuno si è ribellato all'assunzione continua di gelato e dolci e si è orientato verso l'assunzione di cibi più sani.

Ti accorgerai che, se veramente ascolti il tuo corpo, questo ti indirizzerà nel modo più giusto. L'idea di mangiare quando hai fame, ad esempio, di primo acchito può apparirti banale, ma, a ben vedere, comprende già lo studio sul conteggio delle calorie. Perché di fatto, se il corpo ti dice che hai fame, e ti accorgi che, effettivamente, è vera fame, significa che hai già bruciato tutte le calorie assunte in precedenza.

Se ascolti il tuo corpo, questo ti farà trovare il tuo peso forma, il tuo peso ideale. Infatti se sei dieci chili in sovrappeso il corpo lo avverte. Lui sa qual è il peso ideale e vi tenderà come obiettivo non facendoti venir fame quando non ne hai, tutto sta nell'ascoltarlo.

Il problema può essere che il corpo, se ha raggiunto un certo peso e la persona tende a mantenerlo da anni, lo vedrà come un "*set point*", una sorta di traguardo di equilibrio, e tenderà a mantenerlo. In questo caso può essere utile praticare un po' di sport o modificare due o tre tue abitudini sedentarie. Fai una passeggiata per andare a fare la spesa, fai le scale invece di prendere l'ascensore e, vedrai che, aumentando i tuoi consumi, arriverai ad un nuovo set point tarato su un peso più basso.

SEGRETO n. 33: il corpo stabilisce in automatico un traguardo equilibrato per il tuo peso forma e seguendo il metodo *"Dieta 5-Sensi"* riuscirai a raggiungerlo senza sacrifici.

Si tratta, infatti, di un vero e proprio bilancio energetico. Se segui le regole e, quindi, ti abitui a mangiare quando hai fame e fermarti quando sei sazio, ti renderai conto che assumi circa la metà delle calorie solite. Provalo per verificare tu stesso i risultati.

Si parla di bilancio energetico nella dieta basata sul conteggio delle calorie. Hai fatto caso che d'inverno mangi di più e d'estate meno? D'inverno, infatti, abbiamo bisogno di assumere un maggior numero di calorie per arrivare ai 36 gradi necessari per poter sopravvivere, mentre d'estate molte in meno. Ecco perché d'inverno vado al ristorante e mangio molto mentre d'estate mi limito a un'insalata ricca.

Tutto ciò di cui abbiamo parlato è confermato dalla realtà, dalle tue esperienze e dalle abitudini che già hai, ciò che occorre fare è ottimizzarle. Quindi, se hai una dieta prescritta dal dietologo, utilizzala, però tieni sempre a mente queste regole. Perciò, seppure è ora di pranzo ma ti rendi conto di poter aspettare ancora un'ora, aspettala. Se hai fame mezz'ora prima dell'ora di pranzo, mangia lo stesso, anche se contravvieni ad una regola sociale.

Il problema, però è che se tu, arrivato a mezzogiorno e mezza hai fame e per mangiare occorre aspettare ancora mezz'ora, inizi a mangiucchiare. Se hai fame mangia qualcosa che ti spezzi la fame e ti permetta di arrivare all'una, oppure prova con il metodo del bicchier d'acqua, che può aiutarti a distinguere fra vera fame e fame nervosa.

Regole tre e quattro: **ODORA il tuo cibo** e **GUSTA il tuo boccone**. Quindi contempla il tuo piatto, fallo penetrare nel tuo corpo dal naso e dalla bocca. Sfrutta i tuoi sensi. Mangia consciamente e gusta ogni boccone lentamente.

In quale altro campo della tua vita, se fai le cose con calma, lentamente, ti gusti di più ciò che stai facendo e ciò che viene dopo? Quello sessuale naturalmente, che secondo me è strettamente correlato al cibo, perché sia il sesso che il cibo riguardano il rapporto con il proprio corpo e con le proprie sensazioni.

Quindi lascia che il metodo *"Dieta 5-Sensi"* diventi piacevole come la sessualità e gusta con piacere ogni boccone; procedi molto lentamente per permettere al cervello di inviarti in tempo utile il messaggio di sazietà.

SEGRETO n. 34: se lasci che il metodo *"Dieta 5-Sensi"* diventi piacevole come la sessualità allora il controllo del peso non sarà mai più un problema.

Regola cinque: **SENTI il tuo stomaco** e se sei sazio fermati. Esci dal "club del piatto vuoto", so che ti costerà fatica all'inizio ma so anche che si tratta solo di una questione di abitudine e che ci riuscirai.

Nel 1990 avevo 13 anni e ho fatto un corso di formazione per imparare a leggere velocemente, memorizzare efficacemente e, in generale, ad apprendere. Mi hanno insegnato che per modificare un'abitudine sono necessari 21 giorni. Quindi se io ho intenzione di cambiare una mia abitudine devo condizionarmi a seguire un comportamento ad essa contrario per 21 giorni consecutivi. Al ventiduesimo giorno mi sarà divenuto normale.

Quindi se per 21 giorni, ovvero per le prossime tre settimane, ti abitui a lasciare nel piatto il 10% del cibo, alla fine ti diverrà normale farlo. Non ti sentirai più in colpa e non sentirai più il peso di chi ti chiede: "Perché lo lasci?", imparerai a disinteressartene.

SEGRETO n. 35: segui le nuove abitudini e le 5 regole del metodo *"Dieta 5-Sensi"* per almeno 21 giorni e diventeranno parte integrante della tua vita.

Una mia allieva mi ha chiesto: "Non ci si può servire meno cibo invece di lasciare il 10% nel piatto?". No, e ti spiego perché: lo si fa per insegnare al cervello che ci è concesso di lasciare qualcosa nel piatto senza sentirsi in colpa. Quindi se tu, per mangiare di meno, usi un altro stratagemma, ovvero quello di servirti una porzione più piccola, non trasmetti al cervello il messaggio voluto e ricadrai nell'errore. E non vale neanche lasciare le ossa di pollo o le lische di pesce come 10%, quelle non valgono!

Quindi ti invito a lasciare una parte di ciò che hai nel piatto per almeno tre settimane da oggi. Se al termine di questo periodo ti rendi conto che ti riesce facile e che non ti senti in colpa, puoi esser certo di aver modificato la tua precedente abitudine. Impara ad ascoltare il tuo corpo e a capire quale sia la porzione più giusta per te.

Arriverà un momento in cui non sarai più tu a importi di lasciare il tuo 10% nel piatto, ti verrà automatico, ma la scelta resta sempre a te. A quel punto, se lo sai fare, hai la scelta se lasciare o meno ciò che hai nel piatto. Potresti decidere di farlo anche perché hai capito che il tuo corpo non tollera più di una data quantità di quel cibo. Ricordi l'esempio di prima? Io ho capito che se mangio oltre mezza pizza, pur amandola alla follia, poi mi sento pesante. Quindi, avendo scoperto che per me la porzione giusta è mezza pizza, mangio mezza pizza, punto. Io, ad esempio, per non incorrere in tentazioni, taglio da subito la mia pizza e mangio una metà scansando l'altra. Mi è capitato anche di essere andato a mangiare una pizza preceduta da antipasto, a quel punto, invece di metà pizza, sapevo di poterne mangiare un quarto. Ebbene, non ho avuto problemi a farlo. Anche tu devi arrivare a questo risultato, anche se ci sono gli amici e il cameriere pronti a metterti in difficoltà.

Hai notato che, quando ti metti a dieta, per tutto il giorno non fai che pensare al cibo? Non vedi l'ora di mangiare e, magari, quando finalmente arriva il momento del pasto, invece di concentrarti sul cibo, pensi a tutt'altro e divori ogni cosa a velocità supersonica.

Quante volte ho mangiato il gelato, che pure adoro, davanti alla tv, oppure al computer mentre leggevo una email. Magari ho fatto anche dei sacrifici per poter mangiare quel gelato e poi neanche me lo sono gustato. Ci ho pensato tutta la mattina, parte del pomeriggio e poi non mi rendo neanche conto che sto mangiando perché ho la mente impegnata in altro. Invece mentre mangi, gusta il cibo, sii conscio di ciò che fai.

I magri naturali modellati dalla PNL sono i primi che non pensano mai al cibo. Ci pensano solo quando mangiano, e, in quel momento, se lo gustano molto più di noi che, magari, siamo un po' in sovrappeso e pensiamo al cibo tutto il giorno. Ecco dov'è l'inversione, qual è lo scatto da fare. Concentriamoci sul cibo quando ce lo abbiamo davanti, quando lo stiamo mangiando e, nel dubbio che abbiamo davvero fame o che si tratti solo di fame nervosa, beviamo un bicchiere d'acqua.

A proposito di quest'ultima regola, uno dei miei allievi mi ha chiesto: "Se mi fermo e poi, dopo pochi minuti, mi viene di nuovo fame?". Ebbene, se dopo un po' ti rendi conto che, tutto sommato, non sei sazio, torna alla regola numero uno: ASCOLTA il tuo corpo e se hai fame, mangia, è semplicissimo, non puoi sbagliare.

E se poi ti capita di sgarrare una volta, che succede? Assolutamente nulla. Non per questo devi sentire che hai fallito!

Molte persone che si mettono a dieta, invece, la pensano esattamente così. Magari si sono impegnati molto anche per un lungo periodo, poi una sera vanno a cena fuori, trasgrediscono e si dicono: "Ecco vedi? Neanche stavolta ce l'ho fatta, non sono uno che può seguire le diete, non riesco a sacrificarmi. Va be', mi piaccio così come sono, mi vado bene così, accetto i miei rotoli e vado avanti".

Per sgombrare il campo da equivoci tanto vale che sia io stesso a dirtelo: ogni tanto sgarrerai, ti succederà di non lasciare nel tuo piatto il famoso 10%, di mangiare un po' più del dovuto, di mangiare per fame nervosa. Ti capiterà una, due e forse anche tre volte. È un problema? No, io stesso ti ho detto che potrai sbagliare. Al prossimo pasto sarai più attento. È molto semplice, impara dai tuoi errori. Nella vita l'unico vero fallito è colui che si arrende, non colui che sbaglia.

SEGRETO n. 36: quando ti capiterà, ogni tanto, di trasgredire le regole, semplicemente vai avanti senza rimpianti e continua a seguirle sin dal pasto successivo.

Nella dieta a zona, che consiste nel comporre quotidianamente un giusto mix di proteine, carboidrati e grassi, il successo consiste nel mantenere un equilibrio tra tutti i nutrienti che ti assicura il benessere fisico. Se riesci a mantenerti in quella zona di perfetto bilanciamento ti senti bene. Se una volta sgarri, ovviamente, vai fuori zona, ma è sufficiente che nel pasto seguente ti attenga alle regole della zona per tornare in equilibrio.

Ciò che voglio dirti è che il fatto di sbagliare una volta o anche dieci volte, non deve portarti a mollare la dieta o le regole che stai seguendo. L'importante è che, nel prosieguo, torni alle tue regole. Perché sono passi che funzionano per tutta la vita, questo è importante da capire.

Io sono molto amico di uno dei medici dietologi più famosi d'Italia che spesso è in tv. Per quanto il suo sia un approccio medico al discorso delle diete, sa benissimo quanto sia importante l'aspetto psicologico. Infatti quando gli ho parlato della PNL, che, peraltro, lui già conosceva, e dell'importanza dello stato mentale in una dieta, si è detto assolutamente d'accordo con me. È molto flessibile perché ha capito, con l'esperienza, che la maggior parte delle persone non riesce a seguire una dieta perché manca di motivazione e costanza.

Lui è il primo a riconoscerlo e, anzi, nel momento in cui prescrive una dieta ad un suo paziente, gli dice anche che la maggiore responsabilità della buona riuscita del programma non è tanto nelle sue prescrizioni, quanto nell'impegno e nella disciplina di chi dovrà poi seguirlo. Il dietologo, infatti, studia il tuo fisico, ti prescrive delle analisi ed elabora una dieta calibrata apposta per te, tuttavia sta poi a te motivarti giorno per giorno nel rispettarla.

SEGRETO n. 37: l'assunzione della responsabilità da parte di chi vuole dimagrire è fondamentale per raggiungere l'obiettivo di peso.

Questo dato è importante. Per lo stesso principio se tu hai acquistato la guida pensando che io ti possa far dimagrire o possa farti controllare il peso, sei in errore. Sta a te seguire le regole, se davvero lo vuoi, o non seguirle, se non sei realmente convinto.

Già dal prossimo pasto potrai decidere se lasciare o meno un 10% del tuo cibo, fosse anche un panino. Lo so già che non tutti lo faranno e perché? Perché, magari, non hanno voglia di lasciarlo, si dimenticano le regole o credono di aver ancora fame.

Io, ad esempio, ormai mi conosco perfettamente anche sotto questo aspetto e so quanto posso mangiare all'ora di pranzo per non sentirmi poi pesante. Certo, molto dipende anche da ciò che devo fare dopo. Se, ad esempio, devo fare formazione e, quindi è importante che mi senta leggero per essere lucido, il mio pranzo consisterà in massimo un panino. Un tempo mangiavo due panini. Lì per lì mi sembravano giusti, poi, dopo un po', magari dopo i famosi 20 minuti, mi sentivo un po' troppo pieno. Alla sensazione di pesantezza seguiva quella di intorpidimento e questo, dovendo insegnare, era dannoso.

Invece, lasciando un 10% alla volta, ho scoperto che la mia porzione giusta nei giorni in cui tengo corsi di formazione, è un panino. Con un panino mi sento bene e non avverto la necessità di lasciare qualcosa. Magari ho ancora un po' di fame, ma non la assecondo perché so che, trascorsi i venti minuti, il mio fisico mi comunica che è sazio e che, quindi, è energeticamente a posto.

Al contrario, se invece di insegnare vado ad un corso nel ruolo di studente, posso anche permettermi di mangiare di più. Il segreto è testare, provare su se stessi ed essere molto flessibili.

È semplicemente questione di abitudine. Quindi seppure queste prime tre settimane saranno diverse dal solito, dopo diverrà tutto automatico esattamente come quando hai imparato a guidare. Ricordi? Eri lì tutto impacciato, in una macchina che non era la tua e dovevi imparare come funzionasse. Io ricordo che, addirittura, non riuscivo neanche ad accenderla!

Occorre avere pazienza con se stessi e imparare lentamente. All'inizio è difficile, perché devi imparare a fare una serie di azioni in sequenza, capire il funzionamento delle marce, dei freni e dell'acceleratore e imparare a dosare il piede sulla frizione. Inizialmente non ti è automatico, lo diventa dopo un po'. Fai un po' di ore di guida, poi inizi a girare col foglio rosa, alla fine prendi la patente, fai molta pratica e ciò che sembrava difficile diventa facile e automatico.

Allo stesso modo, immagina te stesso alle prese con le nuove regole. Pensa a ciò che farai durante il prossimo pasto, sarai con la tua famiglia o andrai a cena fuori? Mettiamo che tu vada al ristorante, sei lì al tavolino e arriva il menù. Scegli, stavolta, di mangiare esattamente ciò che a te piace, quello che, magari, fino ad oggi, non hai ordinato perché, stando a dieta, te lo sei negato dicendo a te stesso: "Anche se vorrei tanto mangiare quel cibo, proprio non posso perché sono a dieta". Immagina, invece, di sceglierlo e non importa cosa ne pensano gli altri, in questo momento tu vuoi quel cibo che è uno dei tuoi preferiti.

Hai fame perché, magari, è l'ora di cena e sei stanco dopo una giornata di lavoro. Arriva il cibo che hai scelto, che a te piace, che tu vuoi, e stai per mangiarlo. Prendi la forchetta, il coltello, il cucchiaio, quello che sia e che serve per mangiare il tuo cibo e cominci, pian piano, a sentirne il delizioso profumo, e solo poi a mangiarlo molto lentamente. Per la prima volta lo gusterai davvero.

Immagina di mangiare, un boccone alla volta, il cibo che ti piace. Avverti fino in fondo, mentre lo mastichi, il sapore che ti dà, il profumo che sprigiona e dì dentro di te: "Che buono! Da quanto tempo non gustavo più così un cibo! L'ho mangiato ultimamente, però non me lo sono gustato fino a questo punto perché mi sentivo in colpa. Stavolta no, sono in pace con me stesso perché sto seguendo una regola che mi farà stare meglio, quindi mangio associando piacere al mangiare".

Dopo il primo boccone appoggia la forchetta accanto al piatto e poi, dopo aver assaporato bene il cibo, riprendila in mano e ricomincia a mangiare. Il tutto con estrema calma e tranquillità. Se non sei solo, non permettere che gli altri ti condizionino, tu sai di star facendo qualcosa per il tuo benessere e non devi giustificarti con nessuno. Ovviamente, se qualcuno ti chiede, spiegagli che stai mangiando con tutta calma per il piacere di gustarti il cibo.

Lavora anche sulla tua identità, fortificati in questo senso, pensa che è bello dire a qualcuno che ci tieni a mangiare bene e con intelligenza, che, magari, mangi anche una cosa sola, ma è quella che realmente vuoi. Forse i frettolosi, che non riescono a mangiare senza ingozzarsi, ti guarderanno male e ti faranno pesare il fatto che sei lento perché hanno urgenza di mangiare il secondo. Tu dì loro di non preoccuparsi, di ordinare pure perché, probabilmente, a te il secondo non andrà.

Oppure, se pensi di ordinare anche il secondo, ricorda di mangiare un po' meno primo, altrimenti arriverai ad essere sazio prima che te lo servano. Il dato importante è che, però, nel frattempo, avrai imparato a sentire il tuo stomaco e a riconoscere il senso di sazietà e, quindi, ad ascoltare il tuo corpo che ti dice che è arrivato il momento di dire basta.

Chissà quante volte, nella vita, avrai avvertito questa sensazione senza però sentire il bisogno di assecondarla. Pensa a tutte le volte in cui ti sei sentito sazio o addirittura nauseato. Conosci bene quella sensazione, tanto da poterla rievocare in ogni momento, anche ora se vuoi. È il segnale che lo stomaco invia al cervello per dire: "Stop!". Quando senti questo stop, fermati, non importa cosa è avanzato nel tuo piatto.

Se, nonostante lo stop, continui a mangiare, non solo non farai nulla di buono per il bambino dello Zimbabwe, che continuerà a morire di fame, ma, alla fine, ti sentirai male. Sono certo che sei in grado di riconoscere quel segnale perché l'hai avvertito milioni di volte nella tua vita, tutte le volte in cui hai mangiato qualcosa e, ad un certo punto, ti sei sentito sazio. Solo che spesso te ne sei accorto troppo tardi per assecondarlo, invece ora hai la possibilità di accorgertene in tempo utile. Quindi mangia la quantità di cibo necessaria per sentirti sazio e ottenere il giusto equilibrio fra tutti i nutrienti e fermati allo stop del tuo corpo.

Ciò vale per qualsiasi cosa tu mangi, non solo durante questa giornata, ma anche domattina. Fai una buona colazione ma fermati quando senti che non hai più fame. Magari, poi, ti concederai una merendina in mattinata, come uno yogurt, un Actimel o quello che vuoi e più ti piace. Poi pranzi e, anche in questo caso, fermati quando avverti il senso di sazietà.

Quando hai fame mangi, ma cosa mangi? Ciò che vuoi. Immagina di comportarti in questo modo da ora a tutte le prossime tre settimane, che forse ti sembreranno diverse, ma anche molto piacevoli. Perché rispetto a tante altre diete che hai provato finora e che non hanno funzionato, finalmente ti trovi a confronto con regole piacevoli. Assocerai questa nuova strategia al piacere e non al sacrificio.

Dopo tre settimane, comportarti in questo modo ti diverrà automatico, così come diverrà normale smettere di mangiare quando ti senti sazio; perché dovresti seguitare se non hai più fame? È meglio buttare il cibo avanzato in una pattumiera o gettarlo dentro di te? Se è di troppo è meglio buttarlo fuori, fidati.

Immagina di seguire, per le prossime tre settimane, le cinque semplici regole del metodo *"Dieta 5-Sensi"*. Certo, ogni tanto sgarrerai, ma non fa nulla, non c'è problema, non ti preoccupare e continua per la tua strada. Immagina, già ora, di vederti ottenere un ottimo risultato e mantenerlo nel corso degli anni fino a raggiungere un completo benessere fisico. Guarda tu stesso, hai il fisico che sognavi e lo mantieni per tutta la vita.

Non diventare troppo magro, però, perché le persone troppo magre non piacciono a nessuno, anche se dalle copertine delle riviste e dai calendari vediamo occhieggiare ragazze ultra magre, con gambe della consistenza di un grissino. Ebbene, sappi che si tratta di foto completamente ritoccate, quelle persone, in realtà, non esistono, sono solo un'idea, un'utopia. Io trovo scorretto mostrare immagini del genere perché non si può arrivare a quel livello, e nonostante questo, molte persone continuano a fare stupidaggini nel tentativo di raggiungerlo.

Bandler, con il suo stile un po' irriverente, dice: "Vuoi perdere 20 chili in due giorni? Bene, so io come fare, ti taglio una gamba!". È vero, puoi raggiungere il risultato desiderato in diversi modi: o con sacrificio e dolore, o con il piacere di fare piccoli sforzi quotidiani che ti portano verso la perfetta forma fisica e il benessere mentale. Questo è un metodo che funziona, è facile, richiede solo disciplina nei confronti delle regole. La cosa fondamentale è imparare ad ascoltare il proprio corpo.

Nella finanza, in Borsa, esistono metodi che permettono di vincere molti soldi in poco tempo ma che, altrettanto velocemente, possono far perdere somme altissime. Ci sono, poi, altri metodi che assicurano guadagni meno elevati, ma presentano un rischio minore, e assicurano entrate più costanti nel tempo. Io preferisco i secondi e lo stesso discorso si può fare per il controllo del peso.

Il problema è che ad esempio, quando si avvicina l'estate, si può voler essere in perfetta forma per la prova-costume, e, quindi, ci si sottopone ad un intenso allenamento andando in palestra tutti i giorni e sperando di ottenere chissà quali risultati. Sì, probabilmente si dimagrisce, però non si ottiene nulla che sia duraturo e si rischia anche la salute.

Ciò che a noi interessa, invece, è cambiare le nostre abitudini quotidiane attraverso piccoli passi, che ci facciano raggiungere l'obiettivo e mantenerlo a lungo termine.

Riesci a immaginarti con il risultato raggiunto? Gli esercizi di *visualizzazione* sono importanti e particolarmente divertenti in quanto ti permettono di automatizzare l'atteggiamento mentale e le abitudini per raggiungere il tuo obiettivo di peso. È importante che tu faccia spesso degli esercizi di visualizzazione in cui ti immagini in perfetta forma fisica. Coinvolgi i tuoi sensi affinché diventi semplice riuscire a vederti con il risultato desiderato, in questo modo il tuo cervello si focalizza bene sull'obiettivo.

Maxwell Maltz, medico chirurgo estetico, ha scritto un libro che si intitola "Psicocibernetica". Egli si rese conto che alcuni suoi pazienti, già operati, pur avendo migliorato il proprio aspetto esteriore, si vedevano ancora brutti. Ciò accadeva perché al mutamento esteriore, non era corrisposto un mutamento della propria immagine interiore.

Infatti, anche dopo l'operazione, l'immagine che avevano di se stessi era ancora la vecchia, ancorata alla fisicità precedente. Viceversa vi erano persone che, dopo la modifica estetica, si sentivano molto meglio psicologicamente, più sicuri di sé, con maggiore autostima e maggiore motivazione solo perché la modifica esterna aveva prodotto un cambiamento di immagine interiore. Da queste osservazioni Maxwell Maltz trae la convinzione che l'immagine interiore che ognuno ha di sé è importantissima e si può lavorare per migliorarla. È sua la famosa frase per cui una cosa vividamente immaginata si confonde con la realtà, producendo gli stessi effetti sul nostro fisico e sulla nostra mente. Quindi la visualizzazione è molto importante.

SEGRETO n. 38: gli esercizi di visualizzazione in cui ti vedi e ti senti in perfetta forma fisica, ti possono aiutare a raggiungere più velocemente i tuoi obiettivi di peso.

A proposito di questo mi viene in mente qualcosa di assai buffo che ho visto una sera su uno dei canali Sky. In America fanno un esperimento di questo tipo, prendono due donne particolarmente brutte in base ad un casting e, per dieci settimane, le separano dalla famiglia e le sottopongono ad ogni possibile cura di bellezza chirurgica ed estetica. I trattamenti chirurgici sono i più vari dalla liposuzione alle cosce, all'eliminazione dei rotolini, tiraggio della pelle, eliminazione delle borse degli occhi, plastica al naso e al seno. Poi si passa ai trattamenti estetici, taglio o applicazione di extension ai capelli, trucco, e quant'altro. Infine, per completare il look, vengono vestite in modo particolarmente donante. Io ho visto l'ultima parte di questa trasmissione, il momento in cui le stavano truccando prima della festa di presentazione alla propria famiglia.

È interessante pensare che, per ben dieci settimane, queste stesse donne, e non solo le loro famiglie, sono state tenute all'oscuro dei propri cambiamenti poiché non avevano uno specchio a disposizione. Ho visto il momento in cui si specchiavano, per la prima volta dopo dieci settimane, e si vedevano totalmente cambiate, restando sconvolte. Alcune si mettevano a piangere, ma di gioia, dicendo: "Oddio, ma sono io?". Alla fine facevano vedere la differenza fra il prima e il dopo e, come puoi immaginare, era clamorosa.

Quando, infine, queste ragazze sono arrivate alla festa in loro onore e si sono ricongiunte con la famiglia, dovevi vedere le facce dei mariti. Da bruttine che erano le vedevano arrivare perfette, truccatissime, con tacchi a spillo, un seno esplosivo che il vestito a fatica conteneva. Carina la trasmissione, però posso immaginare lo sconvolgimento che possa creare a livello psicologico rifarsi completamente. Deve essere un bel trauma, un bello shock.

Io credo che non sia quasi mai necessario arrivare a un intervento estetico, o più d'uno, per pacificarsi con la propria immagine interiore. Penso sempre che con la mente possiamo gestire le nostre emozioni, il nostro stato d'animo, ciò che proviamo e la nostra autostima. È troppo facile dare la colpa a un brutto naso o a un rotolo di ciccia per il nostro insuccesso con il partner, oppure dire: "Non trovo una ragazza perché sono brutto". Sono sicuro che quando c'è un cambiamento fisico, se non ne corrisponde anche uno mentale, non si ottengono risultati.

Questo è ciò che afferma Maxwell Maltz nel suo libro, Psicocibernetica, leggilo se ti capita perché è molto interessante. Quindi è molto importante ottenere risultati anche a livello mentale e, per fare questo, abbiamo bisogno di essere allineati mentalmente.

RIEPILOGO DEL GIORNO 5:

- SEGRETO n. 32: bere molto fa benissimo, può calmare la fame nervosa o false sensazioni di fame; meglio bere lontano dai pasti per non diluire i succhi gastrici.

- SEGRETO n. 33: il corpo stabilisce in automatico un traguardo equilibrato per il tuo peso forma e seguendo il metodo *"Dieta 5-Sensi"* riuscirai a raggiungerlo senza sacrifici.

- SEGRETO n. 34: se lasci che il metodo *"Dieta 5-Sensi"* diventi piacevole come la sessualità allora il controllo del peso non sarà mai più un problema.

- SEGRETO n. 35: segui le nuove abitudini e le 5 regole del metodo *"Dieta 5-Sensi"* per almeno 21 giorni e diventeranno parte normale della tua vita.

- SEGRETO n. 36: quando ti capiterà ogni tanto di trasgredire le regole, semplicemente vai avanti senza rimpianti e continua a seguirle sin dal pasto successivo.

- SEGRETO n. 37: l'assunzione della responsabilità da parte di chi vuole dimagrire è fondamentale per raggiungere l'obiettivo di peso.

- SEGRETO n. 38: gli esercizi di visualizzazione in cui ti vedi e ti senti in perfetta forma fisica ti possono aiutare a raggiungere più velocemente i tuoi obiettivi di peso.

GIORNO 6: ALLINEAMENTO

L'allineamento significa essere allineati e congruenti con se stessi. Tu potresti chiederti: "Cosa faccio a questo punto? Seguo una dieta scegliendola tra le più famose o seguo le regole di Giacomo Bruno?", si tratta di una scelta comportamentale, sei d'accordo? Pur sapendo che le regole di cui oggi ti ho parlato vengono da fonte autorevole, cioè dalla PNL, perché abbiano effetto su di te è necessario che tu ci creda.

Se sei convinto che il metodo è troppo facile, troppo bello per essere vero, tanto più che non offre risultati immediati che possano smentirti, non lo seguirai con convinzione e costanza e, presto, ti scoraggerai. Ora, dato che le regole offrono risultati sul lungo periodo, a lungo termine, l'unico modo per vedere se puoi farcela è fidarti e provare.

Ci potrebbero essere delle convinzioni che ti distolgono dal tuo obiettivo, dalla possibilità di raggiungere e controllare il tuo peso. Le convinzioni sono uno dei 6 livelli che fanno parte del processo di allineamento di cui ti parlo in questo capitolo. A teorizzare i 6 livelli logici è Robert Dilts, un grandissimo esponente della PNL.

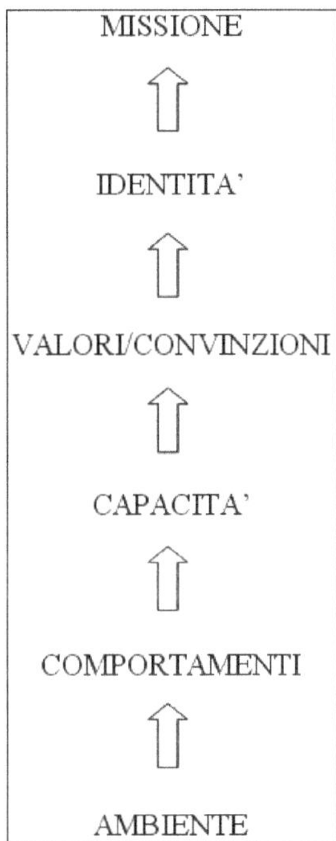

In questa raffigurazione vedi una lista di **livelli logici**. Partendo dal basso abbiamo l'ambiente, i comportamenti, le capacità, i valori e le convinzioni, l'identità e, per finire, la missione. Parlando di dieta e controllo del peso, siamo focalizzati sulla missione, ovvero sull'obiettivo di peso che intendiamo raggiungere.

Questo schema è molto utile per analizzare sia le persone che le aziende che, in generale, i propri obiettivi. Il senso è questo: se hai come obiettivo quello di dimagrire o di controllare il tuo peso, devi fare in modo che il tuo ambiente sia allineato a questo obiettivo. Potresti attuare questo proposito facendo sparire da casa tua ogni traccia di dolce, così il tuo *ambiente* sarà pulito da cose che non dovresti mangiare. Decidi di seguire una dieta piuttosto che un'altra e, quindi, adotti i *comportamenti*, che ti consentiranno di dimagrire. Se, però, hai la *convinzione* che la dieta non funzionerà, certo fallirai.

Più sali nella scala dei livelli logici e più è intenso il senso del livello. Ad esempio a livello di *ambiente*, che è il più basso, puoi fare molto, ma se non sei sostenuto anche dalle tue *convinzioni*, dai tuoi *valori* e dalla tua *identità*, vuol dire che non credi possibile raggiungere il tuo obiettivo e, nei fatti, non lo raggiungerai.

SEGRETO n. 39: se i 6 livelli non sono allineati, sarà molto difficile raggiungere i tuoi obiettivi.

Napoleon Hill, autore motivazionale precedente alla PNL, alcuni decenni fa, parlando di motivazione, scriveva: "Se sei convinto di poter raggiungere qualcosa, allora ce la farai". Questa è una frase storica nel campo della motivazione, se sei convinto di potercela fare, ce la farai. Bene, questo è vero, ma c'è qualcosa di ancora più vero, ed è il contrario: "Se tu non credi di potercela fare, allora stai pure sicuro che non ce la farai". Il motivo è semplice: se non ci credi, non ti impegni. Ti sei mai impegnato per arrivare a ottenere qualcosa in cui non credi? Ovviamente no. Non ci credi quindi non ti dai da fare, non cerchi risorse in te stesso per raggiungere il tuo risultato, non lo raggiungi e, a maggior ragione, non ci credi.

Quindi se non hai il supporto delle tue *convinzioni*, se non credi che la PNL possa esserti utile, se non credi che si possa dimagrire senza fare diete, senza soffrire, senza sacrificio e senza dolore è perché, giustamente, ti hanno abituato così in tanti anni.

Ognuno di noi ha delle basi su cui fondare le proprie convinzioni, non sono campate in aria. Magari dipendono da esperienze proprie, da cose che ci hanno detto i genitori o che ci ha inculcato la cultura. Non si tratta di qualcosa di banale, ma di importantissimo. Se non hai il supporto delle convinzioni, infatti, per quanti comportamenti tu possa adottare essi non funzioneranno a lungo termine e presto smetterai. Ecco qual è il problema della dieta yo-yo.

Se i tuoi *valori* sono in contrasto, se, ad esempio, anteponi il lavoro alla salute cosa succederà? Ci saranno conseguenze a livello del tuo comportamento? Certo, passerai l'intera giornata a lavorare trascurando la tua salute. Ti fermerai solo per mangiare un panino in fretta e furia, senza alcuna considerazione per il tuo benessere psico-fisico. Quindi anche la tua scala di valori, la tua gerarchia di valori influenza tantissimo ciò che fai e come lo fai.

SEGRETO n. 40: convinzioni e valori sono determinanti perché se tu non credi di potercela fare, allora stai sicuro che non ce la farai.

A maggior ragione, ma un gradino più in alto, c'è la tua *identità*. Ad esempio qualcuno potrebbe dire: "Credo nella PNL, credo che questa dieta possa funzionare ma non credo possa funzionare su di me. Perché io sono uno che ha il grasso nel Dna, è sempre stato così fin da quando sono nato. Da bambino ero ciccione e quindi lo sarò tutta la vita, non posso essere magro!". Oppure, per fondare la propria identità di persona grassa, inizia a darsi delle spiegazioni scientifiche. Dice a se stesso di avere il metabolismo basso, che, quindi, non consuma nulla e appena mangia, ingrassa. Certo, in questo ci può essere un fondo di verità scientifica, ma non è l'unica e sola motivazione per cui si ingrassa, l'abbiamo visto prima.

Quindi l'identità è un livello ancora più forte e intenso rispetto alle convinzioni. Se tu, pur avendo deciso di smettere di fumare, nel tuo intimo ti senti un fumatore, tornerai a fumare, prima o poi. Se vuoi convincere qualcuno a smettere di fumare, convincilo innanzitutto che lui è un "non fumatore". Gli dirai: "Tu sei un non fumatore perché sei nato non fumatore, poi, a un certo punto della tua vita hai iniziato a fumare per mille motivi, per sentirti più forte o per essere rilassato. Va bene, però, tuttora, sei un non fumatore che ha fumato".

Distingui sempre fra *identità* e *comportamenti*: "Bene, sei un non fumatore che ha fumato per un po' di anni e ora torna ad essere non fumatore". La situazione, vista in questo modo, ha il potere di cambiare la percezione che di se stessa ha quella persona e di condizionare il suo comportamento futuro.

Paul McKenna, nel suo libro ci parla, ad esempio, dei problemi legati all'alimentazione, come l'anoressia e la bulimia, dicendo che è molto importante distinguere, sempre, tra identità e comportamento. Quindi non dire a una persona che pur vedi in uno stato di eccessiva magrezza: "Sei una persona anoressica", non etichettarla come anoressica altrimenti stai sicuro che poi si comporterà da anoressica. Meglio dire: "Sei una persona che ha avuto comportamenti anoressici nell'ultimo periodo, ma sei una persona sana, che ha sempre avuto un'ottima salute e che è sempre stata in forma, quindi puoi cambiare i tuoi comportamenti e ritrovare la tua forma". Ovvio che questo non basta a guarire una persona né bisogna sottovalutare queste forme di malattia legate all'alimentazione. Anzi è bene intervenire subito ai primi sintomi e affidarsi a un medico esperto che non trascuri la componente psicologica che in questi casi è evidentemente molto importante.

Lo stesso discorso vale comunque per tutte le persone sane che vogliono dimagrire o ritrovare il peso forma. Quindi cambia la percezione di te stesso, se è negativa, perché, altrimenti, la trasmetterai all'esterno. Se a un bambino attribuisci un'identità negativa dicendogli: "Tu sei un bambino stupido", lo porti a crescere in maniera sbagliata. Se, invece, gli dici: "Anche se in questo caso hai fatto una stupidaggine, io so che sei un bravo bambino", gli hai comunque detto ciò che volevi ma lo hai fatto ottenendo un risultato positivo e rinforzando la sua autostima.

Per lo stesso principio, in un contesto lavorativo, piuttosto che dire ad un dipendente: "Sei un incapace", è molto più produttivo dire: "So che sei un bravo lavoratore però questa cosa l'hai fatta male". La linguistica è molto importante e, anche a livello di linguaggio, fare una distinzione fra identità e comportamento, è fondamentale.

SEGRETO n. 41: identità e comportamenti sono due livelli completamente diversi che spesso vengono usati impropriamente nella comunicazione.

La cosa più importante, quindi, è che tu sia allineato su tutti i livelli nei confronti del tuo obiettivo. Quindi se il tuo obiettivo è controllare il peso, devi essere necessariamente una persona che tiene alla propria salute, che crede nel benessere e nel mantenersi in forma. Queste sono cose su cui riflettere circa la propria identità. Se ti vedi in questo modo, pieno di energia e in forma, è più facile assumere questa identità.

Per te la salute deve essere un valore importante, devi crederci ed essere convinto che, seguendo certe regole, puoi dimagrire senza sforzi, ma, per farlo, devi essere allineato. Che *capacità* hai tu per controllare il tuo peso? Be', ne hai molte, e intanto stai leggendo questa guida che è quanto di più avanzato ci sia sull'argomento e questo ti può essere d'aiuto.

Hai imparato molte cose su come funziona il metabolismo, gli ormoni e le calorie. Hai imparato a controllare il tuo stato d'animo e ad essere allineato. Hai imparato le strategie più efficaci e le 5 regole fondamentali per il controllo del peso e il raggiungimento del peso forma:

1. ASCOLTA il tuo corpo
2. IMMAGINA ciò che vuoi mangiare
3. ODORA il tuo cibo
4. GUSTA il tuo boccone
5. SENTI il tuo stomaco

Si tratta di regole comportamentali che, quindi dobbiamo allineare con la tua identità, i tuoi obiettivi, i tuoi valori e le tue convinzioni. Affinché tutto questo abbia il massimo effetto, associa anche altre abitudini positive: cerca di non esagerare, di non stare sempre a pranzo e a cena fuori dove, magari, puoi controllare meno ciò che mangi o la velocità con cui mangi. Cerca di frequentare ambienti e persone che facilitino la riuscita del tuo obiettivo.

Come si svolge il processo di allineamento? Adesso lo vedremo con la trascrizione di una dimostrazione che ho tenuto durante uno dei miei corsi in aula, perché è fondamentale che tu capisca in profondità con un esempio reale e concreto.

****

GIACOMO: Chi viene come volontario? Bene, facciamogli un applauso. Lui è un ex giocatore e ora allenatore di basket. Francesco, hai capito cosa sono i livelli logici?

FRANCESCO: Sì.

GIACOMO: Bene. Vuoi controllare il tuo peso?

FRANCESCO: Sì.

GIACOMO: Allora immagina di avere, di fronte a te, i sei livelli. Qui c'è l'ambiente, qui i comportamenti, le capacità, valori/convinzioni, identità, missione. Ti guido io ponendoti alcune domande. Ad esempio, in che *ambiente* mangi, in genere? A pranzo o a cena sei a casa o fuori casa?

FRANCESCO: Fuori casa.

GIACOMO: Fuori casa. Sempre?

FRANCESCO: Spesso.

GIACOMO: Più a pranzo o a cena?

FRANCESCO: Entrambi.

GIACOMO: In entrambe i casi sei spesso fuori casa. Per ora immagina di essere lì, di star ambientandoti, di star mangiando forse troppo secondo le tue vecchie abitudini. Per ora non le tocchiamo. Nel percorso di andata ci limiteremo a scoprire quali siano le tue vecchie abitudini, ovvero quale sia il tuo stato attuale, i comportamenti che adotti attualmente.

Allora, fai un passo avanti ed entra nei *comportamenti*. Immaginati in questi ambienti, immagina di vederti mentre sei lì che ti comporti in un certo modo. Il piatto sempre pulito, anche la scarpetta con il pane in modo che sembri lavato. Ti capita?

FRANCESCO: Sì, spesso.

GIACOMO: Immagina di rivivere le tue vecchie abitudini, ti vedi continuare a mangiare, anche se sazio, finché non hai finito tutto. Immagina quella bella frittura che ti piace tanto…

FRANCESCO: In effetti è tutto esattamente come lo descrivi.

GIACOMO: Bene, allora fai un altro passo in avanti e arriviamo alle *capacità*. Sono necessarie anche delle capacità per poter mangiare tanto perché, giustamente, ci vuole uno stomaco di ferro che ti permetta di non stare male dopo, devi investire tutta la tua forza! C'è da dire che lui ha acquisito queste capacità facendo per tanti anni lo sportivo, quindi era abituato a mangiare ma anche a consumare tanto.

A questo punto puoi già cominciare a pensare a quante altre capacità puoi avere, anche la stessa determinazione che hai appreso nello sport potrebbe essere applicata al controllo del peso. Mi confermi che nel basket ci sono delle regole ben precise?

FRANCESCO: Sì, ad esempio ci sono quattro tempi di dieci minuti.

GIACOMO: Quattro tempi di dieci minuti, qui ci sono cinque regole e vanno rispettate se vuoi ottenere il tuo obiettivo, se vuoi vincere la tua partita.

Fai ancora un passo avanti. *Convinzioni* e *valori* stanno sullo stesso piano perché sono le motivazioni che ci spingono. Si fa qualcosa perché si crede in qualcosa o perché quella cosa è per sé molto importante a livello di valori. Sai dirmi perché, finora, mangiavi tanto?

FRANCESCO: Perché era il momento della giornata in cui mi fermavo un attimo.

GIACOMO: Bene, ti fermavi. Quindi sia come stop, come break, sia perché, come sportivo, dovevi mangiare tanto per mantenerti in forma per raggiungere un obiettivo. Se ci pensate, *come sportivo, lui è allineatissimo*. L'obiettivo è vincere, l'identità è che è uno sportivo, e la conseguenza è che credi nel cibo, devi mangiare per essere in forma. Giusto?

FRANCESCO: Giustissimo.

GIACOMO: Il problema è che quando smetti di fare lo sport cosa succede? Che rimani frastornato. Va via l'obiettivo, però tutto il resto rimane, rimangono le vecchie abitudini. Ecco perché stiamo seguendo questo processo, per far sì che ti crei nuove abitudini più consone ai tuoi nuovi obiettivi.

Ancora un passo in avanti, *identità*. Finora sei stato uno sportivo, oggi sei un allenatore, quindi rimane la tua identità e però hai bisogno di nuove abitudini…

FRANCESCO: Nuove abitudini per nuovi bisogni.

GIACOMO: Nuovi bisogni anche per poter dare il massimo ai tuoi ragazzi. Devi stare in forma tu, altrimenti come fai a insegnare agli altri a stare in forma?

FRANCESCO: Vero.

GIACOMO: Fai quest'ultimo passo, la *missione*. Questo è il tuo obiettivo, quello di riuscire a controllare il tuo peso, ad avere il controllo su quello che mangi, su quello che ti piace, acquisire la capacità di ascoltare il tuo fisico. Immagina di aver ottenuto il giusto peso, quindi torna a pensare a com'era il tuo fisico quando facevi tanto sport ed eri ancora più in forma. Immagina di raggiungere quel peso forma, quella linea, quella muscolatura. Immagina di essere lì, di veder tutti contenti per te, che ti applaudono come ti applaudivano quando raggiungevi la vittoria e assapora questa sensazione. Vivitela e gustatela. Quindi se finora ti sei visto dall'esterno, guarda dentro te stesso, guardati coi tuoi occhi, ascolta con le tue orecchie e ora avverti la sensazione dentro di te ora. Riesci a provare questa sensazione di soddisfazione?

FRANCESCO: Sì, è straordinaria!

GIACOMO: Bene, se dovessi indicarmi un punto del tuo corpo in cui la avverti, quale sarebbe?

FRANCESCO: Sulle spalle.

GIACOMO: Sulle spalle, bene! Immagina ora che questa sensazione, dalle spalle, inizi a muoversi e ad irradiarsi per tutto il corpo. Lasciala espandere e assapora il benessere che ti dà, immagina di avere un bellissimo fisico, quello che più ti piace, quello che avevi prima e pensa di poter tornare esattamente così.

Perché questo è il tuo obiettivo definitivo, la tua missione nel settore dell'alimentazione, della forma fisica e del benessere.

Ora riallineiamo tutto il resto. Fai un passo indietro e sei di nuovo nell'*identità*. Quindi, questa è la tua missione, questo è il tuo obiettivo, portalo nella tua identità. Chi devi essere tu per tenere fede, per essere congruente a questa missione? Tu come allenatore, ad esempio, anche se quella dell'allenatore non è che una delle identità che hai, sei una persona, quindi sarai tante altre cose, per qualcuno sarai un amico…

FRANCESCO: Intanto devo iniziare a comprendere che sono un ex atleta!

GIACOMO: Un ex atleta! Quindi non sei più un atleta ma un allenatore di atleti.

FRANCESCO: Sì.

GIACOMO: Magari avrai in mente tanti altri allenatori che conosci, che hanno una buona forma fisica e che mangiano nel modo più opportuno sia per il proprio benessere fisico e sia per dare il buon esempio ai ragazzi della propria squadra. Quindi tu da allenatore e da ex atleta, hai e avrai una buona forma fisica, buone abitudini.

Portiamo tutto questo anche a livello di *convinzioni* e *valori*. Immagina che la salute debba diventare ancora più importante. Già lo era perché, comunque, uno sportivo deve stare in salute altrimenti non gioca, ancor più lo deve essere perché se la tua salute non è buona...

FRANCESCO: Diminuirà il rendimento.

GIACOMO: Diminuirà il rendimento di un'intera squadra e di tante persone che, come te prima, si allenano ogni giorno. Quindi la salute è importante e tu devi essere convinto di questo e di poter raggiungere questo benessere anche per aiutare i tuoi ragazzi. Puoi star bene seguendo semplici regole che, come hai visto, non costano sacrificio e dolore, regole nuove di cui, prima d'ora, non avevi mai sentito parlare ma che sai di poter rispettare.

Un passo indietro. *Capacità.* Io penso che tu abbia tante capacità per poter raggiungere questo obiettivo perché sei una certa persona con delle convinzioni e dei valori e hai delle capacità. Sono tutte quelle che hai imparato oggi, ma, soprattutto, tutte quelle che hai sempre avuto. Si tratta della determinazione, la forza, il coraggio, la voglia di fare e di ottenere il risultato. Ti è mai capitato di sentirti determinato?

FRANCESCO: Sì, queste capacità ce le ho dentro da sempre!

GIACOMO: Penso che nessuno più di uno sportivo sia determinato al raggiungimento dei propri obiettivi, perché la carica, la passione che investe è enorme. Queste stesse cose, queste stesse capacità, le puoi usare per raggiungere l'obiettivo di controllare il tuo peso.

Immagina di seguire queste nuove regole, ancora di più lo vedrai nei *comportamenti*. Fai un passo indietro. Osservati mentre ti comporti in un certo modo, secondo le nuove abitudini, immagina di seguire per 21 giorni le nuove regole finché non diventano automatiche. Pensa a un te stesso che ascolta il proprio corpo, che mangia solo quando ha fame e che si ferma quando è sazio. Devi imparare a riconoscere questa sensazione di sazietà. Mangia solo ciò che vuoi, quello che ti piace, questa è una bella concessione, vero?

FRANCESCO: Sì, decisamente!

GIACOMO: Sì, non è male, perché già in passato hai provato delle diete e, magari, ti sei dovuto sacrificare. Poi, come hai visto, attraverso gli esperimenti che sono stati fatti, è stato dimostrato che, a un certo punto, è il fisico stesso a richiederti cibi sani piuttosto che dolci o fritti. Alla fine è il tuo corpo a desiderare ciò di cui hai realmente bisogno per star bene, quindi di mangiare solo cose utili per te.

Torniamo all'*ambiente*. Allineiamo tutto il percorso. Forse per lavoro sei costretto a mangiare fuori, immagino.

FRANCESCO: Invece di andare in rosticceria, cercherò di tornare a casa…

GIACOMO: Invece di andare in rosticceria magari cerca un posto più sano, invece del McDonald qualcos'altro! Ma dipende, perché se a te in quel momento va di mangiare il pollo, vai a mangiare il pollo, se ti vanno le patate al forno, mangia le patate al forno, l'importante è che ti fermi quando sei sazio. Quindi, invece di mangiarti un pollo intero mangia una coscia, un petto e una porzione giusta di patate. Sentiti libero di mangiare quello che vuoi, questo è importantissimo.

Quindi continua ad andare in rosticceria, se vuoi, ma mangia il giusto, perché, altrimenti, devi escluderti dalla tua compagnia e questo non è bene. Non voglio che torni a casa se i tuoi amici ti invitano fuori. Non voglio che tu faccia sacrifici di nessun tipo, altrimenti ti imbatti di nuovo nei problemi delle diete tradizionali. Invece mangia ciò che senti di dover mangiare, fai ciò che vuoi e negli ambienti che vuoi tu, però segui le regole. Che ne dici?

FRANCESCO: Sono assolutamente d'accordo, già temevo di non poter più uscire di casa e lo stavo per vivere come l'ennesimo sacrificio. Invece mi hai capito al volo. Grazie!

GIACOMO: Grazie a te per il tuo impegno. Hai notato come sei cambiato nel ritorno rispetto al percorso di andata?

FRANCESCO: Sì, all'andata mi sentivo triste nel mio problema, incoerente con me stesso e molto confuso. Al ritorno mi si è fatta chiarezza davanti agli occhi, mi sono visto e sentito in forma e ora so esattamente qual è il mio percorso per raggiungere il risultato che ho in mente.

GIACOMO: Benissimo. Come ti senti rispetto all'obiettivo?

FRANCESCO: Rilassato.

GIACOMO: Bene, mi piace questa cosa, facciamogli un applauso!

****

Mi è piaciuta molto la risposta del mio allievo, ovvero che alla fine del percorso si sentiva rilassato; perché secondo te? Perché quando ci si pone di fronte all'idea di mettersi a dieta, tutto si prova tranne che rilassamento. Sei d'accordo?

Per esperienza, quando si parla di dieta, ci si agita: "Oddio no, la dieta no, un altro periodo di sacrifici, di sofferenze, di rinunce. Inizio lunedì prossimo, oggi proprio no! Non potrò più mangiare il mio cornetto alla crema la mattina e, per pranzo, il mio pollo fritto…". Ci può stare, fai ciò che vuoi, mangia ciò che vuoi, l'importante è che ne mangi la giusta quantità e te la gusti con consapevolezza.

Anche il Mc Donald va bene, anche se è l'apoteosi del non sano, ma ciò che dà veramente fastidio del cibo consumato al fast food è il fatto che rimanga sullo stomaco per il resto della giornata, perché spesso andiamo oltre la sazietà. In realtà basterebbe un panino di taglia piccola a riempirti, però vuoi di più, e, allora, magari, prendi il menù maxi perché, così, hai le patatine taglia gigante e un bel litro di Coca Cola che ti diluisce i succhi gastrici e non ti permette di digerire, ma, anzi, ti gonfia per benino! Quindi non è l'hamburger che fa male, come non sono le patatine di per sé, è che mangiare tutto insieme e tutto in fretta, andando oltre la sazietà, ti porta a violare tutte e cinque le regole. Quindi non è di per sé sbagliata né una cosa né l'altra, è solo questione di regole.

SEGRETO n. 42: se segui le regole del metodo *"Dieta 5-Sensi"* allora puoi mangiare quello che vuoi quando vuoi.

Il processo di allineamento serve esattamente a questo, a creare rilassamento nei confronti del tuo obiettivo, ad associarvi piacere e dissociarvi dolore e sacrificio. All'andata, dall'ambiente all'obiettivo missione, passando per comportamento, capacità, valori/convinzioni e identità, si definisce il proprio stato attuale, cioè la situazione presente: come sei oggi, in che ambiente mangi, quand'è che mangi, se mangi troppo, come mangi, se ti fermi o non ti fermi mai, che capacità hai, che convinzioni hai sul cibo. Poi vai ad indagare la tua identità rispetto al cibo, ovvero chi sei tu e qual è il tuo obiettivo esatto.

Poi prendi tutto questo e lo porti con te lungo il percorso a ritroso. Quindi, nel fare marcia indietro, avrai ciò che di buono hai imparato e lo riverserai nei livelli più bassi. Se il tuo obiettivo è questo, devi essere questo tipo di persona e avere questa convinzione, quindi, ad esempio, essere convinto che la salute è un qualcosa di molto importante. In più avrai nuove capacità, sei sempre stato determinato, quindi ti comporti in maniera nuova e frequenti gli stessi ambienti o ambienti nuovi a seconda di quelle che sono le tue esigenze.

Hai visto come, con il mio allievo allenatore di basket, ho fatto esempi, metafore e paragoni specificamente riferiti al suo sport? Se fosse venuto qualcun altro avrei fatto domande tagliate su quella persona, non avrebbe avuto senso fare il paragone sul basket con un'altra persona che non fosse stato lui.

Lui è stato un atleta e sa che, se realmente determinato, riesce a raggiungere un risultato. Ora è necessario che trasporti la stessa determinazione sul suo nuovo obiettivo, che è quello del controllo del peso e del seguire le nostre regole. Io l'ho aiutato a tirar fuori le sue risorse con domande semplici come: "Ti è mai capitato di sentirti determinato? In che occasione?". Ottenuta la risposta, occorre aiutare la persona ad applicare quella stessa determinazione alla dieta, che, al momento, è l'obiettivo più prossimo.

Il procedimento è molto facile, i livelli sono questi. Fai lo stesso esercizio rispondendo a queste domande:

AMBIENTE

Qual è lo specifico contesto ambientale nel quale sei solito mangiare? Descrivi il tuo ambiente. Cosa vedi, ascolti o senti?

COMPORTAMENTI

Quali sono i comportamenti specifici associati al mangiare? Che cosa fai esattamente? Come ti muovi? Che abitudini hai?

CAPACITÀ

Quali capacità utilizzi per mangiare il giusto? Come le hai apprese? Quali altre abilità possiedi? Cosa altro è necessario?

VALORI & CONVINZIONI

Quali valori sono espressi dal tuo modo di mangiare? Quali sono i tuoi valori più importanti? Che convinzioni hai sul cibo? Cosa ti motiva? Che convinzioni hai sulle persone magre per natura?

IDENTITÀ

In che modo esprimi la tua identità nel tuo modo di mangiare? Chi sei tu? Perché proprio tu dovresti essere in forma?

MISSIONE

Qual è la tua visione e qual è la tua missione personale? Cosa è importante nell'essere in forma? Qual è il tuo obiettivo di peso? Entro quanto tempo?

Già solo rispondendo a queste domande, quasi magicamente, ti sentirai meglio e più allineato nei confronti del tuo obiettivo che, in questo caso, è quello di dimagrire o mantenere il peso forma.

SEGRETO n. 43: esegui il processo di allineamento anche diverse volte finché non senti in te stesso la massima coerenza verso il tuo obiettivo di raggiungere il peso forma.

Forse avrai visto che i due livelli più intensi, da analizzare meglio, sono quello delle convinzioni e quello dell'identità. Capacità, comportamenti e ambiente sono livelli abbastanza esterni, convinzioni e identità, invece, attengono a qualcosa di profondo, ai tuoi valori.

Quanti di noi si sono mai soffermati a pensare a quali siano i nostri *valori*, i valori più importanti per noi? Noi facciamo corsi di decisioni creati apposta per identificare i valori di ognuno e dar loro una gerarchia, perché se tu non conosci i tuoi valori, non puoi prendere buone decisioni o impieghi troppo tempo per farlo. I veri leader sono coloro che hanno ben chiari i propri valori e che, per questo motivo, decidono velocemente.

Nei corsi di motivazione, invece, ci concentriamo sulle *convinzioni*, andiamo ad approfondire come una convinzione ti possa motivare o demotivare, in che modo tu possa raggiungere un obiettivo in base alle convinzioni. Questo perché le convinzioni sono un qualcosa di profondamente speciale, nel senso che determinano i nostri risultati.

Si potrebbe pensare che il risultato dipenda dal fatto che si sia più o meno portati per un qualcosa, da quanto ci si impegna, dalla cultura che si ha, dalle persone che si sono incontrate e dalle proprie esperienze. È tutto vero, ma è anche vero che dipende, anche e soprattutto, dall'impegno che metterò. Quindi il risultato, in realtà, dipende sempre dalle proprie convinzioni. Guarda questo schema che viene anche definito come **ciclo del successo:**

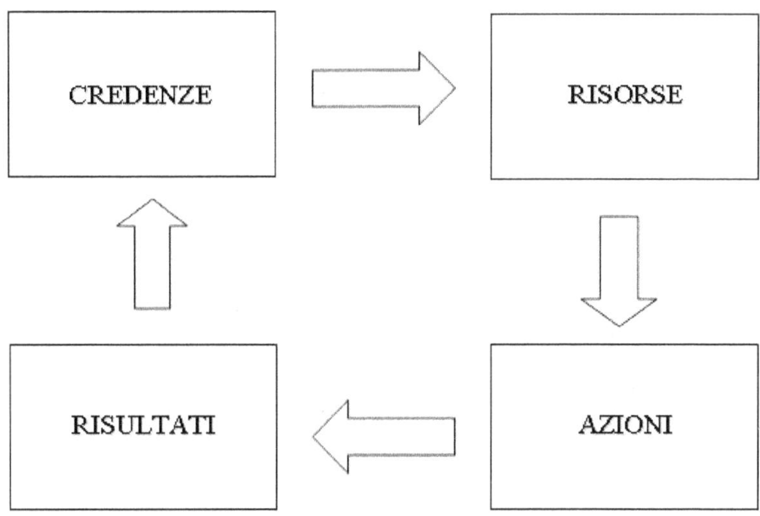

Ho le credenze (o convinzioni), le risorse, le azioni e i risultati. Il punto di ingresso è sulle convinzioni. Ad esempio, io sono convinto di essere un buon trainer, quindi ritengo di essere bravo ad insegnare. Allora cosa succede? Avrò delle risorse? Certo, mi sentirò sicuro e determinato, affronterò con coraggio anche un pubblico di persone che non conosco, che siano venti, trenta o cento, non cambia nulla, vado lì con il massimo delle mie risorse. Agirò? Certo che agirò, mi darò da fare, farò più corsi possibile, non ho paura perché so di essere un buon trainer. Faccio coaching ad una persona singola, corsi a gruppi di persone, corsi aziendali o con medici. Non mi spavento e sai perché? Perché sono sicuro di potercela fare, sono certo di essere un buon trainer e quindi agisco di conseguenza. Che risultati avrò? Buoni. Vengo in aula, ti darò il massimo, ti trasmetterò la mia sicurezza, la mia determinazione e, quindi, otterrò buoni risultati. Sai che succede? Che alla fine del corso molti miei alunni si complimentano con me e i risultati vanno a confermare la mia convinzione.

Tu dirai: "Ma se uno è bravo è bravo". Mettiamo allora che io potenzialmente sia bravo ma che abbia la convinzione di non esserlo. I motivi per cui penso questo possono essere i più vari, magari ho poca esperienza o sono troppo giovane. Se, secondo me, non sono un buon trainer, che risorse avrò? Sicurezza e coraggio? No, avrò paura, insicurezza, indecisione e poca determinazione, quindi come mi comporterò? Verrò in aula con un'aria poco decisa, atteggiamento chiuso e braccia conserte e con tono spento dirò: "Benvenuto a questo corso di motivazione... nella vita bisogna essere sicuri ed è anche importante essere congruenti...". Cosa penseresti di me in questo caso? Non ti darei l'idea di un trainer sicuro che ti parla di motivazione. Quindi, risultato di massima incoerenza. Ti chiuderesti, non staresti neanche ad ascoltare ciò che ho da dirti perché, magari, non ti è piaciuto come mi sono presentato.

Il risultato sarà che le persone non mi avvicineranno per ringraziarmi, anzi qualcuno non sarà soddisfatto, confermando la mia idea di essere un pessimo trainer. Quindi, in ogni caso, nel bene o nel male, la mia convinzione verrà confermata.

SEGRETO n. 44: le tue convinzioni si confermano da sole nel ciclo Credenze > Risorse > Azioni > Risultati.

Questa è una cosa molto importante. Henry Ford diceva: "Che tu pensi di potercela fare o meno, hai comunque ragione". Pensi di potercela fare? Bene, ce la farai. Pensi di non potercela fare? Bene, non ce la farai. Questo è importante, perché se tu hai una convinzione e hai avuto un'esperienza che te l'ha creata, sei sicuro di non poter emergere dal tuo stato. Dici: "Ho provato a mettermi a dieta una volta e non ci sono riuscito", quindi la tua convinzione è che: "Le diete non funzionano".

Se hai comprato la guida è perché, tutto sommato, hai la convinzione di non poter seguire con costanza una dieta e mantenere il tuo peso. Magari hai provato a metterla a tacere mettendoti a dieta in passato e non ha funzionato, hai riprovato e, di nuovo, non ha funzionato. Ora che hai la guida penserai: "Le diete non funzionano? Bene, proviamo qualcosa di nuovo, magari il controllo del peso proposto dal metodo *"Dieta 5 Sensi"* può offrirmi qualcosa di diverso". Molti altri, meno fortunati di te, restano con la loro convinzione e pensano: "O la dieta non funziona o non funziona su di me, quindi neanche vado a imparare cose nuove, tanto per me non c'è speranza…".

Quando una convinzione è negativa, si definisce come *limitante*, perché ti limita, ti chiude nella tua visione della realtà e ti impedisce di agire. Quindi non conoscerai mai Giacomo Bruno e la PNL e continuerai a non avere risultati in termini di dieta e di controllo del peso. Le tue convinzioni sono fondamentali e, probabilmente, te ne sarai accorto mentre facevi il processo di allineamento. Se hai delle convinzioni sul fatto che non potrai riuscire, queste possono limitarti o potenziarti, toglierti qualcosa o darti qualcosa.

Ancora. Nel mio caso, il fatto di credere di essere un buon trainer è potenziante o limitante? È potenziante. Tuttavia la domanda che più spesso ci si pone in questi casi è: "È vero o no che sono un buon trainer?". Be', a noi non interessa saperlo, in PNL non ci interessa il grado di verità di una cosa. Non ci interessa sapere se è vero che sono un buon trainer o no, anche perché non esistono dei parametri oggettivi per stabilirlo.

Chi può stabilire se sono un buon trainer o no? Per qualcuno sì, per qualcuno no, e sarà così sempre. Io so, però, che a parità di preparazione con altri trainer, se sono convinto di essere un buon trainer, ai miei allievi darò il massimo, altrimenti, anche a parità di condizioni iniziali, non potrò farlo. In PNL non distinguiamo fra convinzione vera e falsa, ci chiediamo, piuttosto, se il risultato che ne consegue è efficace o meno, se questa convinzione riesce a limitarmi o a potenziarmi.

SEGRETO n. 45: le convinzioni non sono né vere né false, semplicemente sono efficaci (potenzianti) o non efficaci (limitanti) per raggiungere il tuo obiettivo.

Non è utile dirsi: "Io sono sempre stato un ciccione, quindi non posso cambiare", è molto più utile pensare che la salute è una cosa importante e va salvaguardata, quindi vale la pena impegnarsi perché ciò accada. Ciò che ti serve pensare è che sai di essere una persona intelligente che ce la può fare. Ad esempio, una delle convinzioni più importanti che c'è nella vita, a mio parere, è quella di credere di poter raggiungere tutto ciò che desideriamo, se davvero lo vogliamo.

Per cui, sia nei corsi di motivazione che, in particolare, nei corsi sugli obiettivi, io consiglio sempre di fissare tanti piccoli step e raggiungerli passo dopo passo. Perché se raggiungi il tuo primo piccolo traguardo, poi il secondo, il terzo e così via, inizierai a convincerti di poter raggiungere il risultato finale: "Se mi metto in testa di raggiungere il mio obiettivo, se, meglio ancora, me lo scrivo, mettendolo nero su bianco, sono certo di farcela".

Lo fai una volta, lo fai due volte, lo fai più volte e, alla fine, ti convinci di essere una persona che può raggiungere gli obiettivi, dalle convinzioni si passa all'identità. Pensare di essere qualcuno in grado di raggiungere i propri obiettivi è un'identità potenziante nel momento in cui ti si presenta una nuova sfida da affrontare.

Se tu dovessi aprire una società e stessi cercando un socio, troveresti adatta una persona che ha una convinzione di questo tipo? Certo! Hai bisogno di qualcuno che ti dica: "Dai, mettiamoci a lavorare che insieme raggiungiamo qualsiasi cosa". Quindi le convinzioni potenzianti sono valide per te, per raggiungere i tuoi risultati e per le persone che ti stanno intorno, perché motivi anche loro.

La convinzione non va confusa con il pensiero positivo e simili, poiché funziona solo se sotto c'è qualcosa di buono. Quindi se io mi sento un ottimo trainer ma manco totalmente di preparazione, la mia convinzione non mi porterà a far sì che i miei allievi mi stimino e trovino interessante ciò che dico. Dico questo perché, una volta, durante un corso di motivazione, parlando di convinzioni, uno storico appassionato di guerre mi disse: "Napoleone era molto convinto di se stesso. Anche durante l'ultima battaglia era talmente sicuro di sé che pensava di vincere presentandosi totalmente impreparato". Ho risposto: "Certo, non lo metto in dubbio, se uno non è preparato non va da nessuna parte". Io dico che a parità di preparazione, a parità di risorse, ciò che fa la differenza è la convinzione di partenza.

E ora che sei preparato al massimo e hai in mano le potenti strategie del metodo *"Dieta 5 Sensi"* non devi fare altro che metterle in pratica, senza farti limitare da nessuno e da nessuna convinzione. Solo così raggiungerai facilmente i tuoi obiettivi.

RIEPILOGO DEL GIORNO 6:

- SEGRETO n. 39: se i 6 livelli non sono allineati sarà molto difficile raggiungere i tuoi obiettivi.

- SEGRETO n. 40: convinzioni e valori sono determinanti perché se tu non credi di potercela fare, allora stai sicuro che non ce la farai.

- SEGRETO n. 41: identità e comportamenti sono due livelli completamente diversi che spesso vengono usati impropriamente nella comunicazione.

- SEGRETO n. 42: se segui le regole del metodo *"Dieta 5-Sensi"* allora puoi mangiare quello che vuoi quando vuoi.

- SEGRETO n. 43: esegui il processo di allineamento anche diverse volte finché non senti in te stesso la massima coerenza verso il tuo obiettivo di raggiungere il peso forma.

- SEGRETO n. 44: le tue convinzioni si confermano da sole nel ciclo Credenze > Risorse > Azioni > Risultati.

- SEGRETO n. 45: le convinzioni non sono né vere né false, semplicemente sono efficaci (potenzianti) o non efficaci (limitanti) per raggiungere il tuo obiettivo.

GIORNO 7: OBIETTIVI

Il raggiungimento di un obiettivo è molto importante per iniziare a costruire convinzioni potenzianti per la tua nuova identità di persona in perfetta forma. Quindi nel caso della dieta è particolarmente importante fissare il tuo obiettivo di peso in modo molto chiaro. Nel mio libro "PNL Segreta" ho spiegato una formula magica per la formulazione e il raggiungimento di un obiettivo. Vediamo subito quali sono le 5 caratteristiche di un obiettivo ben formulato:

1) POSITIVO
2) MISURABILE
3) RESPONSABILITA'
4) VANTAGGI DEL PRESENTE
5) ECOLOGICO

Questa formula va bene non solo nel caso specifico della dieta e del controllo del peso, ma anche in ogni altro caso in cui tu voglia raggiungere un obiettivo. Potrai utilizzarla per crearti convinzioni potenzianti circa il fatto che sei una persona che raggiunge gli obiettivi che vuole.

Facciamo un esempio, mettiamo il caso che tu sia un medico, viene da te un tuo paziente e ti dice: "Dottore, oggi sono qui perché ho sentito parlare molto bene di lei e so che può risolvere il mio problema. Io NON voglio più essere grasso". Secondo te, *NON voglio più essere grasso* è un buon obiettivo? No, non lo è e questo dipende dal modo di funzionare del cervello.

Il "non", infatti, non viene percepito dal cervello, quindi l'obiettivo va espresso in positivo. Se ti dico: "Non immaginare un gelato al cioccolato con panna", a te, automaticamente, verrà in mente un gelato al cioccolato con panna! Se ti dico: "Non pensare ad un cane che insegue un gatto!", tu ci penserai. Quindi, se ti dico: "Non devi essere grasso", a cosa pensi? All'essere grasso, ovviamente. Ti viene in mente un'immagine di te stesso esattamente come non vuoi più essere. Ma come, il tuo obiettivo è un altro e tieni a mente ciò che non vuoi più essere? Come dire: "Vado al cinema a vedere un film che non mi piace", andresti? Certamente no. La cosa più importante, quindi, è che un obiettivo sia espresso in positivo. Quindi non dirai: "Non voglio più essere grasso", piuttosto dirai: "Voglio essere magro".

SEGRETO n. 46: la prima regola di un obiettivo ben formulato è che sia espresso in positivo per aiutare la mente a focalizzare e visualizzare il risultato.

Come inizio può andar bene, anche se manca ancora qualcosa. Infatti tu puoi anche dire: "Non voglio più restare nel mio stato attuale che non mi piace e mi fa stare male", ma, a questo punto, hai bisogno di darti una direzione, altrimenti non sai dove andare. Bene, non vuoi stare qui, ma dove vuoi andare? È molto meglio dire: "Non voglio più essere grasso ma voglio essere magro". In questo modo ti dai una rotta da seguire nella tua vita, un obiettivo che direziona le tue scelte e i tuoi comportamenti.

Vi è sempre un presupposto: uno stato attuale, dove sei oggi, e uno stato desiderato, dove vuoi arrivare, ovvero il secondo punto della retta, un qualcosa che ti dà la direzione, come un faro che ti illumina.

STATO ATTUALE > STATO DESIDERATO
(presente)   (futuro)

Il cammino non sarà facile: tanto più i tuoi obiettivi sono ambiziosi, tanto più sarà irto di difficoltà, ci saranno giorni in cui non ti andrà di proseguire, ti sentirai demotivato, quindi dovrai essere molto determinato. Ma per sostenerti sarà sufficiente ricordarti che "ora sei qui e devi arrivare qui".

Ma ancora non basta. Tu dici che vuoi essere magro, io ti chiedo, quanto vuoi essere magro? L'obiettivo che ti prefiggi, infatti, deve essere *misurabile*, e perché lo sia, devi attribuire ad esso un dato matematico che ti permetta di capire esattamente di quanto ti stai avvicinando alla meta e quando l'hai raggiunta. È una sorta di linea del traguardo.

Ad esempio, poniamo che tu pesi 80 chili e stabilisci di voler dimagrire di venti chili per arrivare a 60. Ebbene, quando, pesandoti, la bilancia segnerà 60 chili, avrai raggiunto il tuo obiettivo. Ancora, se indossi la taglia 46 e vuoi arrivare ad entrare nella 42, quando ce la farai saprai di aver perso due taglie.

A questo proposito il consiglio che ti do, anche in base a ciò che abbiamo visto oggi, è il seguente: non pesarti prima di tre settimane dal momento in cui inizierai a seguire le regole. Non aspettarti di perdere i primi chili da qui a tre settimane perché non succederà. Questa, come ti ho detto, è una strategia che richiede un termine di realizzazione più lungo rispetto ad una dieta normale, proprio perché non è una dieta tradizionale.

Altrimenti si rischia di far la fine di quel bambino che aveva chiesto alla mamma di comprargli un sacchetto di semini da piantare. La mamma acconsente e compra la bustina di semi. Il bimbo va nel suo giardino, scava, interra i semi e copre il tutto. Solo che non ha la pazienza di aspettare, vorrebbe vedere subito le piantine crescere e quindi che fa? Ogni giorno scava per vedere se i semi sono davvero ancora lì. Lo fa tutti i giorni e, in questo modo, disturba l'azione di crescita del seme. L'attesa diventa sempre più lunga e rischia di restare insoddisfatta.

Nello stesso modo, se scavi tutti i giorni, quindi se ti pesi tutti i giorni, rischi di non vedere crescere la tua piantina, quindi di non constatare un dimagrimento. Il che vuol dire che devi riuscire a staccarti dalla bilancia. Non usarla tutti i giorni per controllare di quanti grammi sei sceso! Per quanto sia importante, perché dà concretezza e misurabilità al tuo obiettivo, devi distogliere il tuo focus dal voler dimagrire a tutti i costi. Abbi una meta che non sia del tutto orientata al dimagrimento, altrimenti vivi il tutto con troppo stress. Invece prendila con calma, dai tempo al tuo corpo di abituarsi ai nuovi ritmi e alle nuove regole.

La misurabilità è molto importante perché impone una scadenza di tempo al tuo obiettivo e lo distingue da un sogno. Un sogno è qualcosa di immateriale, non si sa se e quando si concretizzerà. Quindi ti chiedo: "Entro quanto tempo vuoi raggiungere i 50 chili?" "Voglio raggiungere i 50 chili da qui ad un anno". Un obiettivo ben formulato, quindi, è il seguente: "Voglio arrivare a pesare 50 chili entro 12 mesi".

SEGRETO n. 47: il tuo obiettivo di peso deve essere misurabile per verificarne, con dati concreti, l'andamento e il raggiungimento.

Perciò il tuo obiettivo non deve essere "dimagrire", che è invece il processo attraverso il quale tu arrivi a raggiungere il tuo obiettivo. Piuttosto devi, già da subito, immaginare di raggiungere concretamente quel peso entro quel tempo. Il principio è che se tu visualizzi in maniera concreta un dato obiettivo, lo sentirai concreto.

Il focalizzarti sul tuo obiettivo, ti aiuta a raggiungerlo prima. Se dici solo: "Voglio dimagrire", è talmente vago che non riesci a intravedere nulla di positivo o, al più, ti verranno in mente le rinunce e i sacrifici in precedenza associati alle diete. Molto più corretto dire: "Voglio arrivare a pesare 50 chili e ottenere il fisico che ho in mente, entro 12 mesi".

Altra caratteristica molto importante di un buon obiettivo è la *responsabilità*. Il raggiungimento dell'obiettivo dipende da te, non da me, non dalla PNL, né dal dietologo. Sbaglia la mia amica che dice: "Vado dal dietologo, gli do 300 euro e per questo, spendendo soldi, mi sento motivata a seguire la dieta". In questo modo sta scaricando sul dietologo la responsabilità che, invece, dovrebbe accollarsi lei, ovvero quella di seguire, con disciplina, la dieta. Quindi, secondo me, non ce la farà, oppure questo tentativo durerà poco come tutti i precedenti.

Assumiti la responsabilità della riuscita della tua dieta. In modo particolare, l'obiettivo del controllo del peso dipende solo da te. Non inventarti scuse come ad esempio: "Sì, lo so, stare in regola sarebbe giusto, mi farebbe bene, ma io sono sempre a cena fuori ed è normale, quindi, che mangi tanto". Con le regole del metodo *"Dieta 5-Sensi"* puoi benissimo andare a cena fuori, anche ogni sera, e comportarti secondo la strategia. Ascolta il tuo corpo, mangia quando hai fame, mangia ciò che vuoi, immagina e odora ciò che mangi, mangia lentamente e, infine, fermati quando senti di essere sazio. Le strategie sono semplici, applicabili sempre e dovunque. Perciò non ci sono scuse che puoi inventarti per sfuggire alla regola della responsabilità dell'obiettivo.

SEGRETO n. 48: il tuo obiettivo di peso deve essere sotto la tua totale responsabilità affinché tu possa raggiungerlo senza dipendere da altri.

Ne parlo non perché sono riuscito ad ottenere chissà quale

risultato ma perché anch'io sono riuscito a seguire la stessa procedura, e tuttora la seguo, proprio perché sono regole di vita e non di terapia. Anch'io le ho sperimentate, le seguo abitualmente e, quindi, conosco le scuse che ognuno si inventa per sfuggirne.

Anche i *vantaggi del presente* sono importanti. Cosa intendo per "vantaggi del presente"? Chiediti quali vantaggi hai nel non dimagrire, nel restare come sei adesso. Innanzitutto, sì, forse hai un po' di pancia però stai bene così, tanto alle donne piace un po' di pancia. Almeno te ne stai tranquillo, non devi fare sport, anche perché non ne avresti tempo. Il vantaggio qual è? Che non ti devi sforzare, non ti devi impegnare, non devi prenderti responsabilità. Poi, ancora, c'è che, attualmente, mangiare un dolce ti fa rilassare. In fondo è un po' come avere il vizio del fumo. Si vorrebbe smettere ma non si riesce, perché sono troppi i vantaggi secondari che le nostre attuali abitudini ci assicurano. I vantaggi secondari sono benefici inconsci che una dipendenza, come può essere il fumo, ci offre: "Fumare mi rilassa, quindi, se smetto, non saprei in quale altro modo rilassarmi".

Bandler, e non solo lui, ci fa l'esempio delle persone depresse che traggono piacere dal fatto che i loro cari, nei momenti di crisi, accorrono, trasmettendo loro calore e affetto. Associano la crisi all'amore dei propri cari e, quindi, inconsciamente, il loro malessere diviene una specie di droga della quale non possono fare a meno.

Spesso molti problemi alimentari nascono da questo. Una persona dimagrisce sempre più fino a star male perché vuole piacere e pensa che, per poter ottenere questo risultato, deve rientrare nei canoni attuali di bellezza. Solo che poi continua a mangiare sempre meno, fino a raggiungere l'anoressia.

Con questi esempi ti voglio dire che l'idea di non poter fare a meno dei vantaggi secondari è in grado di condizionare profondamente la psiche di una persona, limitandola nel raggiungimento del proprio obiettivo. Quindi, nel fissare l'obiettivo e nel perseguirlo, devi anche assicurarti di poter, in qualche modo, conservare i vantaggi del presente.

SEGRETO n. 49: il tuo obiettivo di peso deve mantenere i vantaggi secondari del presente, affinché non ci siano autosabotaggi interiori.

Il cibo ti fa rilassare? Va bene, è accettabile. Però ti puoi rilassare anche in qualche altro modo, ad esempio creandoti un hobby. Se sei nervoso perché ti vedi grasso e sformato e, per questo, mangi tutto il giorno, forse non stai adottando la strategia più efficace per migliorare la tua situazione. Io guardo molto all'efficacia, e ti dico che dovresti trovare un'altra soluzione per rilassarti. Potresti, ad esempio, fare un bel bagno caldo e poi, magari, accomodarti sul divano e guardare il film che ami tanto, rilassandoti senza danno per la tua linea.

Trova altri mezzi per rilassarti che non siano il cibo o, a maggior ragione, le sigarette, o, peggio, droghe e alcool. Nulla di tutto questo, ma qualcosa di sano che possa soddisfare i bisogni cui, prima, davi soddisfazione ingozzandoti. Quindi le volte che mangeresti per fame nervosa, invece di trovare soddisfazione nel cibo, trovala in qualcos'altro. Chi conosce la PNL ha mille tecniche per riuscire a rilassarsi velocemente, come l'ancoraggio, il pannello di controllo mentale e altro. Chi non le conosce può fare training autogeno o, magari, andare in palestra e fare un po' di sport, prendendo, così, due piccioni con una fava. Quindi conserva i vantaggi al presente, altrimenti saboterai il tuo risultato.

Su questo, Bandler ci racconta di aver lavorato, una volta, con una signora che aveva una paralisi ad una gamba. Arriva al suo studio con il marito che dice a Bandler: "Mia moglie sta così da un po' di tempo ed è un vero caos! Ora sono io a dovermi occupare della casa, dei piatti, di lavare per terra! Faccia qualcosa per lei, altrimenti sono finito". Bandler, grazie alle sue tecniche, riesce a guarirla e la signora torna a casa sana.

Dopo due settimane la coppia torna e la signora è di nuovo paralizzata. Bandler dice: "Ma che è successo?" e il marito: "Siamo tornati a casa ed io le ho detto che, stando bene, poteva ricominciare ad occuparsi lei stessa della casa, di lavare i piatti, cucinare e pulire e…improvvisamente le è tornata la paralisi!". Bandler risponde: "Credo di aver capito qual è il problema…".

È chiaro che quello della signora era un disturbo psicosomatico. Inconsciamente si era procurata una paralisi per potersi riposare, per non dover cucinare, rassettare e pulire tutto il giorno. Qui il vantaggio secondario, cui la signora, guarendo, non voleva rinunciare, era la possibilità di poter riposare almeno un po'. Adottare nuove regole e nuove abitudini potrebbe darti in qualche modo fastidio, se non le rendi a te consapevoli.

Spesso alcuni miei allievi mi chiedono se i vantaggi del presente hanno a che fare con i valori o con le motivazioni che ci spingono all'obiettivo. Io direi che i vantaggi del presente sono una cosa a parte, nel senso che sono quei bisogni ai quali trovi soddisfazione, in questo caso attraverso il mangiare, rilassandoti e scaricando lo stress. Tuttavia sai di poter soddisfare gli stessi bisogni in altro modo che non mangiando: leggendo un libro, ascoltando musica o con l'ancoraggio ad altre tecniche esistenti.

È importante essere consapevoli di questo. Al contrario, i valori, le motivazioni e le convinzioni in generale sono qualcosa di antecedente e non di secondario. Ricordi l'esercizio di prima, in cui allineavamo i vari livelli? Nel percorso, prima ti rendi conto di quali siano i valori e le convinzioni che ti spingono verso l'obiettivo e che, quindi, si situano su di un livello differente rispetto all'obiettivo stesso.

L'obiettivo deve infine essere *ecologico*, ma non nel senso del rispetto dovuto all'ambiente, quanto, piuttosto, come convenuto in PNL, del rispetto dovuto a se stessi, alla propria salute, al proprio fisico e ai propri valori. Quindi l'ecologia dell'obiettivo deve soddisfare sia il proprio piano fisico sia quello morale. Se il tuo obiettivo è dimagrire di alcuni chili, non è ecologico farlo tagliandosi un braccio! Certo, pesi di meno, solo che ti farebbe malissimo. Né è ecologico iniziare a fare 4 ore di palestra al giorno. Ci sono, invece, molti altri modi, assai più ecologici, per raggiungere lo stesso risultato.

Io credo che il metodo *"Dieta 5-Sensi"* sia quanto di più ecologico esista, infatti si tratta di regole semplici che si basano sull'equilibrio del fisico di ognuno di noi e sulle richieste che il nostro corpo ci fa. La strategia si può attuare senza imposizioni di sorta e nel totale rispetto dei propri valori morali e parametri fisiologici, quindi il metodo è del tutto ecologico.

SEGRETO n. 50: il tuo obiettivo di peso deve essere ecologico, cioè rispettare i tuoi valori, la tua salute e la tua etica morale.

Se rispetti le regole di questa formula per il raggiungimento degli obiettivi, alla fine non devi far altro che porti un obiettivo *realistico*, aggettivo che racchiude un po' l'intera formula. Infatti, se scegli un obiettivo non realistico, perché al di fuori della tua capacità, vuol dire che non è nella tua responsabilità, e non puoi raggiungerlo con i tuoi mezzi attuali.

Se il tuo obiettivo è diventare presidente degli Stati Uniti entro tre anni, non è realistico poiché non dipende da te, se, invece, è perdere cinque chili in un anno, è realistico. Se io dovessi avere l'obiettivo folle di perdere venti chili, oltre a non essere realistico, perché scomparirei, non sarebbe neanche ecologico. Ora, il fatto che l'obiettivo sia realistico può essere importante. Magari ti stai avvicinando alla scadenza che ti eri dato e ti rendi conto dell'essere notevolmente lontano dalla meta, magari volevi perdere 10 chili e ne hai persi più o meno tre. A questo punto cominci a pensare: "Oddio, sono un fallito, uno che sbaglia, uno che non è determinato", e così via. Rischi di farti una serie di convinzioni sbagliate su te stesso e sul tuo approccio al controllo del peso.

Con la flessibilità che predico da anni nei miei corsi e videocorsi, ti consiglio, a questo punto, di ristrutturare il tuo obiettivo. Controlla il punto in cui sei arrivato, cerca di capire cos'è che ha funzionato e ti ha permesso di perdere quei primi tre chili e cosa è andato storto e ti ha fatto bloccare. In base ai nuovi insegnamenti acquisiti, fissa nuovamente l'obiettivo nel modo che ritieni in questo momento per te più opportuno. Magari dovrai spostarlo di qualche mese, è un discorso che può andar bene. Io sono del tutto contrario al fatto di considerare un momentaneo stop come un fallimento. Non lo è. Si tratta, invece, di un prezioso feedback, di qualcosa di cui ti puoi servire per rinnovare e migliorare la tua rotta.

Consiglio anche di crearsi dei mini-obiettivi, al fine di procedere per piccoli step da raggiungere volta per volta. Quindi non fissarti un solo grande obiettivo finale, ma tanti piccoli obiettivi intermedi, è un ottimo metodo per raggiungere la meta. Ti permette di mantenerti in linea e di non dire, arrivato al limite che ti eri dato: "Ops! Ho perso solo tre chili invece dei dieci che avevo pensato, ma ormai manca un mese…non ce la farò più!". Prima te ne accorgi e meglio è, così la tua rotta è più precisa.

È un po' come avere una bussola, se ti sposti un po' dalla direzione che avevi deciso, te lo segnala in tempo reale e tu hai modo di correggere la rotta. Purché non esageri, che non diventi: "Allora, in due mesi devo perdere due chili, quindi un chilo al mese, quindi sessanta grammi ogni due giorni…", perché, altrimenti, ogni giorno sei sulla bilancia e cadi nell'errore del bimbo che era sempre a controllare i semi. Anche perché sappiamo che la bilancia è uno strumento poco esatto, a meno che tu non ti pesi svestito e sempre alla stessa ora. Ma, anche in questo modo, basta che una volta tu non sia andato al bagno o, magari, abbia appena bevuto, perché il peso non sia più attendibile. Procediamo per step minimi, ma senza esagerazioni quotidiane. Per testare il metodo un mesetto è un tempo perfetto. Bene, a questo punto, partendo dalla formula che abbiamo visto, definisci il tuo obiettivo. Ad esempio: "Oggi decido di arrivare a pesare x chili entro x mesi".

Volendo puoi inserire degli step. Se già hai un peso forma il tuo obiettivo è di mantenerlo per il resto della vita e lo controllerai ogni tre mesi.

OBIETTIVO:

PESARE _______ KG ENTRO _________ MESI

Scrivi anche quelli che sono per te gli obiettivi più importanti riguardanti la tua forma fisica a breve, medio e lungo termine. Ad esempio iscriverti in palestra, leggere dei libri sulla salute, fare un corso sugli obiettivi, approfondire la PNL e così via. Controlla che rispettino i cinque punti essenziali di un buon obiettivo (Positivo, Misurabile, Responsabilità, Vantaggi del Presente, Ecologico).

OBIETTIVI A BREVE TERMINE (1-6 mesi):

1) ___________________________________

2) ___________________________________

3) ___________________________________

OBIETTIVI A MEDIO TERMINE (6-12 mesi):

1) ______________________________

2) ______________________________

3) ______________________________

OBIETTIVI A LUNGO TERMINE (1-5 anni):

1) ______________________________

2) ______________________________

3) ______________________________

Questo esercizio è importante anche per imparare a capire noi stessi, per intuire quale sia il nostro approccio nei confronti della dieta e del controllo del peso.

SEGRETO n. 51: scrivere i tuoi obiettivi è il primo passo e il primo impegno nei confronti del tuo corpo e del tuo benessere psico-fisico.

In generale è importante capire tutto il percorso che ti ho spiegato, perché non c'è una componente più importante e una meno importante. Abbiamo visto che le regole del metodo *"Dieta 5-Sensi"*, che sono sicuramente fondamentali, non ti serviranno se prima non hai operato un allineamento.

L'allineamento, infatti, rende uniformi le tue convinzioni e la tua identità a quelle regole comportamentali, a quelle abitudini che ti chiedo di seguire almeno per le prossime tre settimane. Ricorda che se non c'è la convinzione, non c'è il risultato. Se c'è la convinzione, se c'è una forte motivazione, se c'è un grande perché, il come lo trovi sempre.

Se vuoi veramente imparare a controllare il tuo peso, ci riuscirai nella misura in cui saprai *ascoltare il tuo corpo*. Ti puoi aiutare con le tecniche di cui abbiamo parlato ma, soprattutto, devi modificare il tuo atteggiamento mentale e adeguarti a quello proposto da Richard Bandler e dalla PNL in genere. La PNL infatti, non è fatta di tecniche, ma di attitudine, di atteggiamento mentale.

Posso imparare tutte le tecniche che voglio, posso anche metterle in pratica, ma se non ho l'atteggiamento di voler capire, di voler fare qualcosa di nuovo per cambiare, non otterrò grandi risultati, sicuramente non a lungo termine. Ecco perché sono così importanti le convinzioni, l'identità e, in generale, l'allineamento.

RIEPILOGO DEL GIORNO 7:

- SEGRETO n. 46: la prima regola di un obiettivo ben formulato è che sia espresso in positivo per aiutare la mente a focalizzare e visualizzare il risultato.

- SEGRETO n. 47: il tuo obiettivo di peso deve essere misurabile per verificarne, con dati concreti, l'andamento e il raggiungimento.

- SEGRETO n. 48: il tuo obiettivo di peso deve essere sotto la tua totale responsabilità affinché tu possa raggiungerlo senza dipendere da altri.

- SEGRETO n. 49: il tuo obiettivo di peso deve mantenere i vantaggi secondari del presente, affinché non ci siano autosabotaggi interiori.

- SEGRETO n. 50: il tuo obiettivo di peso deve essere ecologico, cioè rispettare i tuoi valori, la tua salute e la tua etica morale.

- SEGRETO n. 51: scrivere i tuoi obiettivi è il primo passo e il primo impegno nei confronti del tuo corpo e del tuo benessere psico-fisico.

CONCLUSIONE

Ricordiamo ora, una per una, le cinque regole necessarie per controllare il tuo peso con il metodo *"Dieta 5-Sensi"*:

1) ASCOLTA il tuo corpo
2) IMMAGINA ciò che vuoi mangiare
3) ODORA il tuo cibo
4) GUSTA il tuo boccone
5) SENTI il tuo stomaco

La prima regola "ASCOLTA il tuo corpo" ti dice di mangiare quando hai fame, ovvero solo se hai fame. Non mangiare se hai il dubbio che si tratti di fame nervosa, piuttosto bevi un bel bicchier d'acqua; se la sensazione di fame svanisce, non era vera fame, altrimenti, mangia.

Seconda regola "IMMAGINA ciò che vuoi mangiare" ti dice di mangiare solo ciò che ti piace davvero, ovvero ciò che ti va in un certo momento. Non ciò che pensi di dover mangiare o ciò che dovresti mangiare, non ciò che ti hanno detto di dover mangiare, non ciò che la cultura ti ha insegnato a mangiare, ma ciò che ti va, ciò che il tuo corpo ti richiede in quel momento. Anche questo è molto importante.

Seguendo le regole sarai contento di fare ciò che fai, perché una dieta in cui si dice: "Mangia quando vuoi e mangia quello che vuoi" è una bella dieta. È un modo un po' diverso di approcciare la questione del benessere fisico e psicofisico.

Terza e quarta regola "ODORA il tuo cibo" e "GUSTA il tuo boccone", quindi mangia consciamente e gusta ogni boccone lentamente. Odora il delizioso profumo del tuo cibo e gustalo fino in fondo. Se, mangiando, vuoi vivere un bel momento, procedi con calma e gusta il cibo. Appoggia ogni volta le posate e pensa a ciò che stai mangiando, assapora il gusto che sprigiona la vivanda e goditi ogni boccone. Vai piano piano, in modo tale che avrai il tempo di ragionare e capire se quello è il cibo che realmente vuoi, se sei sazio o meno, perché, come sai, lo stomaco impiega 20 minuti ad inviarti il segnale di sazietà, perciò dagli il tempo di farlo.

Quinta e ultima regola "SENTI il tuo stomaco" e fermati quando sei sazio. Quando senti di essere pieno, stop! E, personalmente, questa è la regola che a me ha cambiato la situazione. Io ero uno che non si fermava mai, fino a che il piatto non era completamente pulito e "scarpettato" al punto da poterlo riporre direttamente nel mobile invece che metterlo in lavastoviglie!

Non accorgendomi di essere sazio, andavo oltre il mio limite e, alla fine, mi sentivo pesante e nauseato. Che potevo fare? Rinunciare al mio piatto preferito, la pizza? No, solo seguire delle regole. Ho voglia di pizza? La mangio, però mi fermo quando sento di esser pieno.

Ti capiterà di cominciare a dialogare con il tuo inconscio che, avvertita la sensazione di sazietà, tenterà di sollecitarti dicendoti: "Guarda che sei sazio", al 90% gli risponderai: "No, ti sbagli, sono quasi sazio, non del tutto sazio, ancora un pochino di cibo c'entra", lui replicherà: "Ascoltami, sei del tutto sazio". Cercherai di negoziare con te stesso su quanto sei sazio, te lo dico perché a me è capitato!

Alla fine, fidati di me, dai retta all'inconscio e non a quello che rispondi tu perché, altrimenti, cercherai di prendere quel qualcosina in più che ti farà pentire, dopo, di averlo fatto. Non appena hai il dubbio di essere sazio, fermati. Male che vada, se dopo un po' il tuo corpo ti dice di avere di nuovo fame e ti richiede altro cibo, cosa fai? Mangi. Ma fidati se ti dico che a me non è capitato una sola volta!

Se sbagli che succede? Non succede nulla, te l'ho detto io, ho già anticipato la tua obiezione. Se sgarri non fa niente, non è un fallimento ma un insegnamento. Solo chi si arrende fallisce. Non è un limite e, in fondo, non c'è neanche un grande insegnamento dietro a questo momentaneo intoppo. Se hai sbagliato stavolta, la prossima volta non sbaglierai. È come nella dieta a zona, se per un pasto esci fuori zona, nulla di male, cerca di rientrare nei ranghi al prossimo.

Mi piace questo tipo di approccio, è molto importante. Quindi, se segui le regole otterrai risultati migliori che non con tante altre diete che, anche basandosi su fondamenti scientifici, ti impongono privazioni, creando stress. Il problema delle diete, infatti, non è che non funzionino, quanto che è stressante seguirle, che le viviamo come un peso, come un sacrificio e un dolore e sappiamo benissimo che ciò non può portarci ad un buon risultato.

La strategia del metodo *"Dieta 5-Sensi"* funziona perché è stata modellata su persone naturalmente magre, sui pochi fortunati che possono mangiare all'infinito e restare magri, o almeno, questo è ciò che crediamo noi che cerchiamo perennemente una dieta valida. In realtà non è che i magri naturali siano più fortunati di noi, è che non subiscono l'influenza del fatto di dover lasciare il piatto pulito e si regolano per natura.

Voglio lasciarti con questo messaggio importante, al di là di tutte le tecniche, dell'atteggiamento mentale e di tutto ciò che hai letto in questa guida, quello di controllare il peso e, in generale, di stare a dieta è un problema di alta qualità. Infatti sono sicuro che i bambini dello Zimbabwe che, di fatto, muoiono di fame, sarebbero ben contenti di avere il nostro stesso problema.

Quindi va bene cercare di gestirci al meglio, ma non fissiamoci sul cibo, non stiamo tutto il giorno a pensare al cibo perché non è utile. E ora vai a mettere in pratica tutto ciò che ti ho suggerito, le tecniche e le strategie, e datti da fare già da stasera.

Buon lavoro!

Giacomo Bruno

I 51 SEGRETI DELLA "DIETA 5-SENSI"

- SEGRETO n. 1: il 90% delle persone che seguono una dieta fallisce senza ottenere alcun risultato di dimagrimento.

- SEGRETO n. 2: nessuna dieta funziona a lungo se viene vissuta come sacrificio o come imposizione esterna.

- SEGRETO n. 3: i cicli di dieta non funzionano perché non rispecchiano il modo naturale di funzionare del corpo umano.

- SEGRETO n. 4: le diete classiche non funzionano perché agiscono in modo esattamente contrario rispetto alle due leve motivazionali di ogni individuo, il piacere e il dolore.

- SEGRETO n. 5: il numero uno al mondo della PNL applicata alla dieta è Paul McKenna, e le sue strategie per il controllo del peso sono molto efficaci.

- SEGRETO n. 6: è possibile essere magri e, al tempo stesso, mangiare bene e a sazietà.

- SEGRETO n. 7: il metodo *Dieta 5-Sensi* ti conduce al peso forma se seguito con costanza, procedendo un passo alla volta, senza sacrifici, con un'alimentazione sana e a tua discrezione.

- SEGRETO n. 8: le diete tradizionali sono semplicemente impossibili da seguire per tutta la vita, quindi prima o poi si riacquista il peso superfluo.

- SEGRETO n. 9: la dieta basata sul conteggio delle calorie si impernia sulla differenza tra calorie ingerite e consumi di energia dati dal metabolismo basale e le altre attività.

- SEGRETO n. 10: la dieta basata sulle calorie è sensata ma non tiene conto dell'aspetto psicologico legato al dover mangiare in maniera fortemente limitata.

- SEGRETO n. 11: la dieta basata sull'indice glicemico richiede un equilibrio tra carboidrati, proteine e grassi tale da non produrre eccessi di insulina, che è causa dell'ingrassare.

- SEGRETO n. 12: la dieta dissociata non mischia proteine e carboidrati per evitare problemi e rallentamenti nella digestione.

- SEGRETO n. 13: la dieta hawaiana si basa su test da effettuare sui cibi al fine di trovare quelli che energeticamente fanno bene e quelli che fanno meno bene al proprio organismo.

- SEGRETO n. 14: ascoltare il tuo corpo è il segreto più importante per controllare il tuo peso e sentirti in forma.

- SEGRETO n. 15: le tue convinzioni possono determinare il successo o il fallimento di qualsiasi dieta.

- SEGRETO n. 16: il metodo *"Dieta 5-Sensi"* si basa sui 5 sensi del nostro corpo: vista, udito, tatto, gusto e olfatto.

- SEGRETO n. 17: la regola 1 è "ASCOLTA il tuo corpo" e significa che devi mangiare tutte le volte che il corpo ti dice di avere fame.

- SEGRETO n.18: la regola 1 implica di mangiare se e solo se hai vera fame, evitando la fame nervosa e i condizionamenti esterni.

- SEGRETO n. 19: la regola 2 è "IMMAGINA ciò che vuoi mangiare" e significa che devi mangiare esclusivamente ciò che vuoi veramente e non ciò che pensi di dover mangiare.

- SEGRETO n. 20: la regola 3 è "ODORA il tuo cibo" e significa che devi lasciare che il tuo naso senta profumi e odori del cibo, per pregustarlo e decidere se è quello che desideri veramente.

- SEGRETO n. 21: la regola 4 è "GUSTA il tuo boccone" e significa che devi assaporare consciamente e lentamente ogni singolo boccone, provando piacere e creando nuove associazioni positive.

- SEGRETO n. 22: gustare lentamente il cibo è importante perché lo stomaco invia il segnale di sazietà al cervello con un ritardo di 20 minuti rispetto al pasto.

- SEGRETO n. 23: la regola 5 è "SENTI il tuo stomaco" e significa che appena ti rendi conto che il tuo stomaco è pieno e ti senti sazio, allora è il momento di fermarti.

- SEGRETO n. 24: esci dal "club piatto pulito", impara a lasciare il cibo nel piatto e fermati quando senti di essere sazio.

- SEGRETO n. 25: se vuoi imparare a controllare il tuo peso dovrai abituarti a confrontarti con amici, familiari e con la società che ti circonda.

- SEGRETO n. 26: dapprima lavora su te stesso e sulle tue abitudini alimentari, e solo dopo coinvolgi gli altri nel metodo "*Dieta 5-Sensi*".

- SEGRETO n. 27: ascoltare il tuo corpo è un'abitudine che va sviluppata perché ti consente di conseguire risultati eccezionali e mantenerli a lungo termine.

- SEGRETO n. 28: esercitati a lasciare sempre il 10% del cibo che stai mangiando per abituare il cervello a non sentirsi in colpa e a seguire facilmente la quinta regola.

- SEGRETO n. 29: attraverso la prescrizione del sintomo puoi ottenere maggiore controllo sul tuo corpo e sulle tue abitudini.

- SEGRETO n. 30: con abitudini alimentari e fisiche sane ed equilibrate si ottiene il benessere fisico e mentale, anche grazie alla produzione degli ormoni della felicità.

- SEGRETO n. 31: per il controllo del tuo peso pratica, con moderazione, attività aerobiche come la corsa per aumentare il tuo metabolismo e i tuoi consumi.

- SEGRETO n. 32: bere molto fa benissimo, può calmare la fame nervosa o false sensazioni di fame; meglio bere lontano dai pasti per non diluire i succhi gastrici.

- SEGRETO n. 33: il corpo stabilisce in automatico un traguardo equilibrato per il tuo peso forma e seguendo il metodo *"Dieta 5-Sensi"* riuscirai a raggiungerlo senza sacrifici.

- SEGRETO n. 34: se lasci che il metodo *"Dieta 5-Sensi"* diventi piacevole come la sessualità allora il controllo del peso non sarà mai più un problema.

- SEGRETO n. 35: segui le nuove abitudini e le 5 regole del metodo *"Dieta 5-Sensi"* per almeno 21 giorni e diventeranno parte integrante della tua vita.

- SEGRETO n. 36: quando ti capiterà, ogni tanto, di trasgredire le regole, semplicemente vai avanti senza rimpianti e continua a seguirle sin dal pasto successivo.

- SEGRETO n. 37: l'assunzione della responsabilità da parte di chi vuole dimagrire è fondamentale per raggiungere l'obiettivo di peso.

- SEGRETO n. 38: gli esercizi di visualizzazione in cui ti vedi e ti senti in perfetta forma fisica, ti possono aiutare a raggiungere più velocemente i tuoi obiettivi di peso.

- SEGRETO n. 39: se i 6 livelli non sono allineati, sarà molto difficile raggiungere i tuoi obiettivi.

- SEGRETO n. 40: convinzioni e valori sono determinanti perché se tu non credi di potercela fare, allora stai sicuro che non ce la farai.

- SEGRETO n. 41: identità e comportamenti sono due livelli completamente diversi che spesso vengono usati impropriamente nella comunicazione.

- SEGRETO n. 42: se segui le regole del metodo *"Dieta 5-Sensi"* allora puoi mangiare quello che vuoi quando vuoi.

- SEGRETO n. 43: esegui il processo di allineamento anche diverse volte finché non senti in te stesso la massima coerenza verso il tuo obiettivo di raggiungere il peso forma.

- SEGRETO n. 44: le tue convinzioni si confermano da sole nel ciclo Credenze > Risorse > Azioni > Risultati.

- SEGRETO n. 45: le convinzioni non sono né vere né false, semplicemente sono efficaci (potenzianti) o non efficaci (limitanti) per raggiungere il tuo obiettivo.

- SEGRETO n. 46: la prima regola di un obiettivo ben formulato è che sia espresso in positivo per aiutare la mente a focalizzare e visualizzare il risultato.

- SEGRETO n. 47: il tuo obiettivo di peso deve essere misurabile per verificarne, con dati concreti, l'andamento e il raggiungimento.

- SEGRETO n. 48: il tuo obiettivo di peso deve essere sotto la tua totale responsabilità affinché tu possa raggiungerlo senza dipendere da altri.

- SEGRETO n. 49: il tuo obiettivo di peso deve mantenere i vantaggi secondari del presente, affinché non ci siano autosabotaggi interiori.

- SEGRETO n. 50: il tuo obiettivo di peso deve essere ecologico, cioè rispettare i tuoi valori, la tua salute e la tua etica morale.

- SEGRETO n. 51: scrivere i tuoi obiettivi è il primo passo e il primo impegno nei confronti del tuo corpo e del tuo benessere psico-fisico.